# Orphan Drugs,

## ein Spagat zwischen medizinischer Notwendigkeit und wirtschaftlichem Nutzen

**Daniel Hagn**

Titel: Orphan Drugs, ein Spagat zwischen medizinischer Notwendigkeit und wirtschaftlichem Nutzen

Autor: Daniel Hagn, Pegnitz

Erscheinungsjahr: 2006

Herstellung und Verlag: Books on Demand GmbH, Norderstedt

ISBN-10: 3-8334-5409-1
ISBN-13: 978-3-8334-5409-7

# Inhaltsverzeichnis:

# Abbildungsverzeichnis:

# Tabellenverzeichnis:

# Abkürzungsverzeichnis:

| | |
|---|---|
| ALD | Adrenoleukodistrophie |
| BIP | Bruttoinlandsprodukt |
| BPI | Bundesverband der Pharmazeutischen Industrie e.V. |
| CHMP | Committee for Medicinal Products for Human Use |
| COMP | Committee for Orphan Medicinal Products |
| CPS | Carbamylphosphatsynthetase |
| DALY | Disability-Adjusted Life Years |
| EC | European Commission |
| EFPIA | European Federation of Pharmaceutical Industries and Associations |
| EMEA | The European Agency for the Evaluation of Medicinal Products |
| EP | Europäisches Parlament |
| EPPOSI | European Platform for Patients` Organisations, Science and Industry |
| EU | Europäische Union |
| EURORDIS | European Organisation for Rare Diseases |
| FDA | Food and Drug Administration |
| GB | Großbritannien |
| GKV | Gesetzliche Krankenversicherung |
| IMS | Intercontinental Marketing Services |
| INFARMED | Instituto Nacional da Farmácia e do Medicamento |
| MHW | Ministry of Health and Welfare |
| MPA | Medical Products Agency, Schweden |
| NAGS | N-Acetylglutamatsynthase |
| NORD | National Organisation for Rare Disorders |
| OOPD | Office of Orphan Products Development |
| TGA | Therapeutic Goods Administration |
| TKT | Transkaryotic Therapies, Inc., biopharmaceutical company |
| VFA | Verband Forschender Arzneimittelhersteller e.V. |
| WHO | World Health Organisation |

# 1. Einleitung

„Die Förderung und Entwicklung von Arzneimitteln zur Therapierung *seltener Krankheiten* bedürfen unserer besonderen Aufmerksamkeit, denn Gesundheit ist unser höchstes Gut"[1], äußerte Ursula Schleicher, Mitglied des Gesundheitsausschusses im Europäischen Parlament, in einer Diskussion über seltene Krankheiten und deren finanzielle Unterstützung für die Forschung.

Nur sehr wenige wissen, welche Krankheiten zu den seltenen Leiden zählen und welche Auswirkungen sie auf das Leben der Betroffenen haben. George Miller schildert in seinem Buch *Lorenzos Öl* die bewegende Geschichte des fünfjährigen Lorenzo, der an der Lipidspeicherkrankheit ALD[2] leidet, einer seltenen, unheilbaren Stoffwechselkrankheit, die langsam das gesamte Nervensystem zerstört. Die Ärzte haben Lorenzo schon lange aufgegeben, aber seine Eltern suchen weiter verzweifelt nach einem Heilmittel für ihren Sohn. Mit einem Gemisch aus Olivenöl und Rapsölbestandteilen kann schließlich der körperliche und geistige Verfall ihres Sohnes gestoppt werden. Wahrscheinlich wäre die auf einer wahren Begebenheit beruhende Geschichte vom Schicksal des Jungen sehr schnell in Vergessenheit geraten, wenn sich nicht Hollywood des Themas angenommen und darüber einen Film gedreht hätte.[3]

Leider haben nicht alle von seltenen Leiden betroffenen Patienten das Glück, dass sich wie im gleichnamigen Film ein passendes Heilmittel findet. Viele, die an seltenen Leiden erkrankt sind, warten und hoffen vergeblich auf die Entwicklung eines auf ihre Krankheit zugeschnittenen Arzneimittels. Bei der heutigen Technik und dem aktuellen Wissensstand dürfte das eigentlich kein unlösbares Problem sein, doch die Pharmaindustrie entwickelt vorzugsweise Wirkstoffe für häufig auftretende Krankheiten. Ohne Förderung durch den Staat sind die Aussichten auf die Entwicklung geeigneter Arzneimittel für seltene Leiden sehr gering.

Im Folgenden soll die Verordnung zur Förderung der Entwicklung von Medikamenten für seltene Leiden, die vom Europäischen Parlament 1999 verabschie-

---

[1] Schleicher, U., Mitglied des Europäischen Parlaments, Mail vom 18.05.2004
[2] Abkürzung für Adrenoleukodistrophie; X-chromosomal- oder autosomal-rezessiv vererbte Stoffwechselerkrankung, tritt bei einem bis zwei von 100.000 Neugeborenen auf
[3] Vgl. http://www.aerztezeitung.de/docs/2002/02/12/027a0203.asp?cat=/medizin/ gentechnik [02.04.2004]

det wurde, näher betrachtet werden. Im ersten Teil des Buches werden zwei der seltenen Leiden vorgestellt, und es wird auf die ethische Verantwortung der Gesellschaft gegenüber den Erkrankten eingegangen. Im zweiten Teil folgt die Betrachtung der Europäischen Verordnung. Anschließend werden die Gesetze der USA, Japans und Australiens betrachtet und mit der europäischen Verordnung verglichen. Abschließend sollen die wirtschaftlichen Perspektiven und mögliche Reformansätze für die Gesetzgebung erörtert werden.

Da sich die Problematik bei den verwaisten Krankheiten, von denen vor allem die Menschen in den Entwicklungsländern betroffen sind, ähnlich darstellt, soll in einem ausführlicheren Exkurs auf diese näher eingegangen werden. Verwaiste Krankheiten sind zwar im Gegensatz zu den seltenen Leiden sehr häufig, dennoch werden auch sie bei der Entwicklung wirksamer Medikamente vernachlässigt.

## 2. Begriffsdefinition Orphan Drugs

Orphan Drugs kann ins Deutsche übersetzt werden mit „Waisenkinder unter den Arzneimitteln".[4]

Diese Medikamente dienen zur Behandlung von Krankheiten, die so selten auftreten, dass Investoren kaum bereit sind, sie unter den gegenwärtigen Marktbedingungen zu entwickeln und auf den Markt zu bringen. Bestimmt sind diese Arzneimittel für die Diagnose, Verhütung oder Behandlung einer lebensbedrohenden Krankheit, eines zu schwerer Invalidität führenden oder eines schweren und chronischen Leidens. Wegen ihres seltenen Auftretens gibt es für die meisten dieser Krankheiten gegenwärtig entweder gar keine Behandlung oder keine zufriedenstellenden Behandlungsmöglichkeiten.[5]

---

[4] Elbers, R. (2004), S. 2
[5] Vgl. Amtsblatt der Europäischen Gemeinschaft (2000a), S. 1711
   Bereits vor dem In-Kraft-Treten der Orphan-Drug-Verordnung haben Pharmaunternehmen Medikamente für Orphan Diseases entwickelt und auf den Markt gebracht (wie zum Beispiel Orphan Europe: Cystagon® und Ammonaps®).

# 3. Morbus Pompe und NAGS-Mangel, zwei seltene Leiden

Nach Schätzung der National Organisation for Rare Disorders sind, legt man den heutigen Wissensstand zugrunde, etwa 1.200 der auf 8.000 geschätzten seltenen Krankheiten behandelbar. Aber nur für 200 bis 300 von ihnen gibt es bisher einen Therapieansatz.[6] Damit sind für eine große Anzahl von Patienten, die an seltenen Krankheiten leiden, die Aussichten bisher eher schlecht, dass sie für ihre spezielle Erkrankung eine wirksame Therapie erhalten. Wer – außer den Angehörigen der Betroffenen und einigen Experten – kennt schon Leiden wie das Katzenschrei-Syndrom, das Gerstmann-Sträussler-Scheinker-Syndrom oder das Lesch-Nyhan-Syndrom? Oftmals wissen nicht einmal Allgemeinärzte, worum es sich bei diesen Krankheiten handelt. Aus diesem Grund sollen im Folgenden zwei der seltenen Leiden kurz vorgestellt und, soweit es zum weiteren Verständnis notwendig ist, kurz erklärt werden. Man sollte bei allen Gesetzen und Zahlen, die in den folgenden Kapiteln genannt und miteinander verglichen werden, nicht vergessen, dass es um Menschen geht, die unter ihren Krankheiten meist sehr schwer leiden und die ihre ganze Hoffnung auf die Entwicklung eines neuen, für ihre Krankheit maßgeschneiderten Medikaments setzen.

## 3.1 Morbus Pompe

Die durch einen Mangel an dem Enzym saure α-1,4-Glukosidase hervorgerufene Krankheit wurde von Joannes C. Pompe[7] bei einem sieben Monate alten Jungen erforscht und erstmalig dokumentiert. Heute bezeichnet man den Typ II der Glykogenosen als *Pompe-Krankheit* oder *Morbus Pompe*. Die Krankheit wird in Fachkreisen auch als *1,4-α-Glukosidase-Mangel* oder *Glykogenspeicherkrankheit Typ II* bezeichnet. Auf Grund eines Genfehlers kann bei den Betroffenen das Enzym 1,4-α-Glukosidase nicht mehr hergestellt werden.

### 3.1.1 Erbgang von Morbus Pompe

Die Krankheit wird autosomal[8] rezessiv vererbt. Das heißt, die Eltern selbst zeigen keine Symptome der Krankheit, beide geben aber das gleiche defekte Gen an ihr Kind weiter. Hat nur ein Elternteil das defekte Gen, kann dieses zwar auf die Nachkommen vererbt werden, aber es kommt bei ihnen nicht zu einer Er-

---

[6] Wiesmann, C., Genzyme GmbH, Neu-Isenburg, Telefonat am 07.04.2004
[7] Joannes Cassianus Pompe (1901-1945), niederländischer Arzt und Pathologe
[8] Alle Chromosomen außer den Geschlechtschromosomen

krankung. Tragen beide Elternteile den Morbus Pompe verursachenden Gende-fekt in sich, dann besteht bei jeder Schwangerschaft eine Wahrscheinlichkeit von 25 Prozent, dass das Kind an der Stoffwechselkrankheit leidet.

**Abb. 1:** Autosomal rezessiver Erbgang

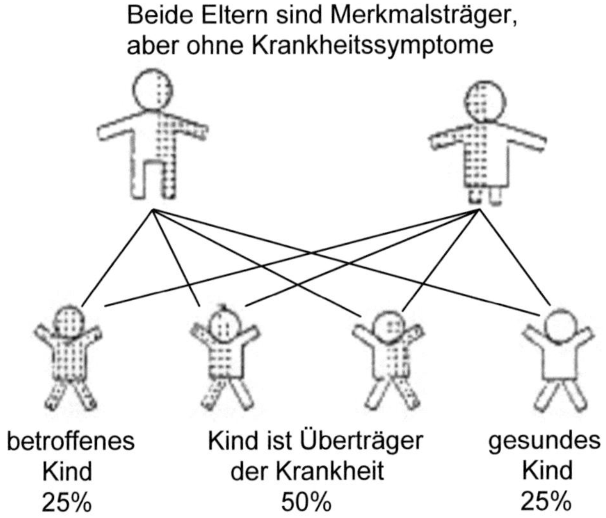

Beide Eltern sind Merkmalsträger, aber ohne Krankheitssymptome

| betroffenes Kind 25% | Kind ist Überträger der Krankheit 50% | gesundes Kind 25% |

**Quelle:** eigene Abbildung

Die Wahrscheinlichkeit, Morbus Pompe vererbt zu bekommen, liegt nach Schät-zungen weltweit bei ungefähr 1 von 40.000 Lebendgeburten. Bei Menschen mit schwarzer Hautfarbe liegt das Risiko sogar bei ungefähr 1 zu 14.000, wie Stu-dien in den USA gezeigt haben. Wegen dieser geringen Zahl von Betroffenen zählt man Morbus Pompe zu den sehr seltenen Krankheiten.[9]

### 3.1.2 Auswirkungen des Gendefekts

Infolge eines Gendefekts tritt ein Mangel an dem Enzym saure $\alpha$-1,4-Glukosida-se auf. Sein Fehlen bewirkt, dass in den Muskelzellen der Betroffenen Glyko-gen[10] nicht mehr mittels verschiedener Enzyme in Energie umgewandelt wird. Bei Gesunden erfolgt der Abbau im Inneren von Lysosomen[11] durch Enzyme, die nur in einem sauren Milieu, wie es in diesen Zellorganellen herrscht, arbeiten

[9] Wiesmann, C., Genzyme GmbH, Neu-Isenburg, Telefonat am 07.04.2004
[10] Menschliche und tierische Speicherform des Monosacharids Glucose
[11] Zellorganelle

können. Eines der Enzyme, das dazu benötigt wird, ist die α-Glukosidase. Fehlt dieses Enzym, wird vor allem in der Skelett- und Atemmuskulatur Glykogen nicht mehr abgebaut. Dadurch reichert sich Glykogen in den Lysosomen der Muskelzellen an, die daran zu Grunde gehen. Außerhalb der Lysosomen wird Glykogen trotz des Gendefekts weiter normal abgebaut. Deshalb bleibt der Blutzuckerspiegel unverändert, Unterzuckerung wie bei anderen Glykogen-Speicherkrankheiten tritt nicht auf.

### 3.1.3 Symptome

Glykogen wird in allen Muskelzellen des Körpers gespeichert, deshalb treten mit fortschreitender Krankheit eine Vielzahl unterschiedlicher Symptome auf, die im Verlauf des Leidens zunehmen. Bei der juvenilen und vor allem der adulten Form sind es allgemeiner Kräfteverfall, unsicherer Gang, ständige Müdigkeit und Mattigkeit sowie Kurzatmigkeit. Hervorgerufen werden die Symptome durch die zunehmende generalisierte Muskelschwäche, die vor allem die Skelett- und Atemmuskulatur betrifft. Wird der Kräftemangel vom Betroffenen selbst realisiert, sind meist schon ca. 40 Prozent der Muskelmasse geschädigt, häufig ist auch schon die Atmungsmuskulatur betroffen.[12] Kann der Körper keine oder nur sehr wenig saure α-1,4-Glukosidase bilden, treten die Krankheitszeichen bereits in den ersten Lebenswochen auf und führen schnell zu einer Verschlechterung des Gesundheitszustandes. Die meisten Patienten mit der infantilen Verlaufsform sterben im ersten Lebensjahr.

### 3.1.4 Diagnostik

Objektiv nachweisen lässt sich der saure α-1,4-Glukosidase-Mangel mit einer Blut-, Haut- oder Muskelbiopsie. Dazu wird dem Betroffenen Blut, Haut oder ein Muskelfaserstrang entnommen und histochemisch[13] untersucht. Damit lässt sich die Art der Glykogenose genau bestimmen und bei genügend Muskelmasse auch eine möglicherweise vorhandene Unterart der Erkrankung. Pränatal kann Morbus Pompe durch eine Fruchtwasserbestimmung oder Gewebeentnahme diagnostiziert werden. Besteht das Risiko, dass Eltern den Morbus Pompe auslösenden Gendefekt vererben können, kann eine Genanalyse durchgeführt werden.

---

[12] Vgl. http://morbus-pompe.de [15.01.2004]
[13] Untersuchung von Zellen mit chemischen Methoden

## 3.1.5 Therapie

Da Knochenmark-Transplantationen bei Morbus Pompe bisher nicht den gewünschten Erfolg brachten und eine mögliche Gentherapie, bei der die defekten Gene ersetzt werden, nach heutigem Forschungsstand noch nicht machbar ist, liegt die Hoffnung der Betroffenen auf einer Enzym-Substitutions-Therapie. Dabei wird die Konzentration des fehlenden oder fehlerhaften Enzyms durch regelmäßige Infusionen so weit erhöht, dass die Symptome bei allen Formen gelindert werden können. Die seit 1999 in den USA und in Europa durchgeführten klinischen Tests sind inzwischen abgeschlossen. Die Firma Genzyme hat am 29. März 2006 von der Europäischen Kommission die Marktzulassung für das Präparat erhalten. Die Kosten für die Entwicklung des Medikaments – einschließlich Genehmigungsverfahren und klinische Studien – werden auf etwa 250 Millionen US-Dollar geschätzt. Vor der Marktzulassung konnten die Patienten nur symptomatisch unterstützend[14] behandelt werden:

➢ Da viele Morbus Pompe Patienten Probleme mit der Nahrungsaufnahme haben, fällt es ihnen schwer, ihr normales Gewicht zu halten. Durch eine auf den Patienten abgestimmte eiweißreiche Kost mit wenig Kohlenhydraten kann man in einigen Fällen Erfolge erzielen. Bei chronischem Untergewicht muss mit Hilfe einer Magensonde künstlich ernährt werden.

➢ Ist die Atemmuskulatur stark geschwächt, ist eine gezielte Atemtherapie notwendig. Mit entsprechenden Atemhilfen wird die Spontanatmung unterstützt. Aber oft sind die Patienten vollständig auf eine Atemhilfe angewiesen.

➢ Um den mit der Muskelschädigung einhergehenden Kräfteverfall zu verlangsamen, sollte ein speziell auf jeden Patienten abgestimmtes körperliches Trainingsprogramm durchgeführt werden. Damit wird versucht, die Bein-, Becken- und Rumpfmuskulatur beweglich zu halten. Der Erkrankte bleibt so länger mobil und ist nicht auf Gehhilfen oder den Rollstuhl angewiesen.

➢ Wegen der zunehmenden Atemschwäche besteht für die Betroffenen die Gefahr einer Lungenentzündung. Deshalb ist die Verhinderung von Infektionen ein fester Bestandteil der Therapie bei Morbus Pompe.

Durch die aufgezählten Maßnahmen konnte in vielen Fällen zwar die Lebensqualität der Erkrankten verbessert werden, aufhalten ließ sich der Krankheitsverlauf damit jedoch nicht.

---

[14] Auf die Krankheitszeichen ausgerichtet

## 3.2 Harnstoffzyklusdefekte

Das mit der Nahrung aufgenommene Eiweiß enthält einen Stickstoffanteil von
ca. 16 Prozent. Der größte Teil davon, nämlich 90 Prozent, wird nicht im Stoff-
wechselprozess verwendet und deshalb im Normalfall in der Leber verstoff-
wechselt und in Form von ungiftigem Harnstoff ausgeschieden.[15] Katalysiert wird
dieser Stoffwechselvorgang, an dessen Ende aus toxischem Ammoniak wasser-
löslicher Harnstoff synthetisiert wird, durch sechs Enzyme, wie Abbildung 2
zeigt.

**Abb. 2:** Der Harnstoffzyklus

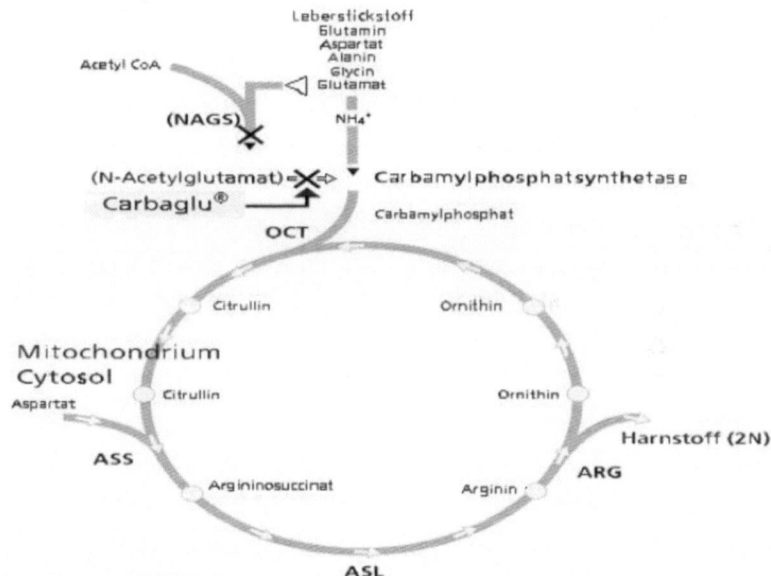

**Quelle:** Orphan Europe (2003), S. 5

Fällt eines der sechs Enzyme aus, kommt es zu einer Anreicherung von Ammoniak im Körper. Man schätzt heute, dass Harnstoffzyklusstörungen bei Neugeborenen mit einer Häufigkeit von 1 zu 8.200 auftreten. Wahrscheinlich ist diese
Zahl aber zu niedrig, da viele Neugeborene mit Harnstoffzyklusstörungen sterben, bevor eine exakte Diagnose gestellt werden kann.[16]

---

[15] Vgl. Orphan Europe (2003), S. 4
[16] Röder, M., Medical Manager Orphan Europe GmbH, Gespräch am 03.03.2006

## 3.2.1 Hyperammonämie aufgrund eines N-Acetylglutamat-synthase-Mangels

Ein Beispiel dafür, wie eine Hyperammonämie entstehen kann, ist der NAGS[17]-Mangel. Er ist der seltenste aller Harnstoffzyklusstörungen und entsteht aufgrund eines speziellen Enzymdefekts im Harnstoffzyklus. Infolge eines qualitativen oder quantitativen Mangels des Enzyms NAGS kommt es zu einer Akkumulation von neurotoxischem Ammoniak im Organismus. Hervorgerufen wird er durch einen Genfehler auf dem Chromosom Nummer 17. Da es sich auch wie bei Morbus Pompe, wie in Abbildung 1 dargestellt, um eine autosomal rezessive Vererbung handelt, wird auf eine nochmalige Erklärung verzichtet. Die Geschwindigkeit des Harnstoffzyklus wird im Wesentlichen durch das Enzym Carbamylphosphatsynthetase reguliert. Die Carbamylphosphatsynthetase ist seinerseits abhängig vom Vorhandensein des allosterischen Kofaktors N-Acetylglutamat[18], welches unter der Einwirkung des Katalysators N-Acetylglutamatsynthase entsteht. Hat das N-Acetylglutamatsynthase-Enzym einen Defekt, wird weniger N-Acetylglutmat synthetisiert und somit die enzymatische Aktivität von Carbamylphosphatsynthetase reduziert. Die dadurch entstehenden Störungen im Harnstoffzyklus können sowohl kurz nach der Geburt, aber auch erst im Erwachsenenalter auftreten.[19]

## 3.2.2 Symptome

Da, wie in Abbildung 2 dargestellt, NAGS eines von sechs Enzymen ist, die am Harnstoffzyklus beteiligt sind, unterscheidet sich die Symptomatik des NAGS-Mangels nicht von der bei anderen Enzymdefekten im Harnstoffzyklus. Bei den betroffenen Neugeborenen können bereits nach einigen Stunden bis einigen Tagen die ersten Symptome wie Trinkschwäche, Erbrechen, zunehmende Lethargie und Hypotonie auftreten. Bei Neugeborenen führt die Stoffwechselstörung sehr schnell zum Tod, da sie in diesen Fällen häufig einem vollständigen Enzymmangel entspricht. Bei späten Formen zeigt sich ein ähnliches, aber verlangsamtes klinisches Erscheinungsbild. Typische Symptome sind häufig wiederkehrendes Erbrechen, Abneigung gegen Proteine und Appetitlosigkeit, Beeinträchtigung des Größenwachstums und der Gewichtszunahme, im schlimms-

---

[17] N-Acetylglutamatsynthase
[18] Kofaktor im ablaufenden Syntheseprozess
[19] Willital, G., Professor Universität Münster, Gespräch am 23.09.2003

ten Fall kann es zu einem hyperammonämischen Koma[20] kommen. Dieses kann durch Infektionen oder eine Umstellung der Ernährungsgewohnheiten, bei der es zu einer erhöhten Proteinzufuhr kommt, hervorgerufen werden. Im Körper wird vermehrt Ammoniak gebildet, das nicht abgebaut werden kann. Nach solchen Phasen mit Hyperammonämie kann der Ammoniakspiegel wieder auf normale Werte sinken.[21] Bei neonatalen Formen kann der Ammoniakspiegel in der akuten Phase Werte von mehr als 1.000 µmol/l erreichen. Bei einem Neugeborenen liegt dieser normalerweise unter 100 µmol/l.[22]

### 3.2.3 Diagnostik

Ob ein Harnstoffzyklusdefekt vorliegt, lässt sich unter anderem durch eine Chromatographie der im Plasma vorhandenen Aminosäuren sowie durch eine Messung der Orotsäure[23] im Urin feststellen. Um zwischen NAGS- und CPS[24]-Mangel zu unterscheiden, muss darüber hinaus anhand einer Gewebeprobe aus der Leber deren Enzymaktivität bestimmt werden. Seit kurzem besteht auch die Möglichkeit einer DNA-Analyse. Diese molekulargenetische Untersuchung zur Unterscheidung zwischen NAGS und CPS wird von der Universität Münster durchgeführt. 1981 wurde der erste Fall von NAGS-Mangel diagnostiziert. Inzwischen ist nach Angaben der Firma Orphan Europe europaweit bei 17 Patienten ein NAGS-Mangel nachgewiesen worden. In den meisten Fällen wurde die Diagnose durch Messung der Enzymaktivität gestellt und später durch eine Mutationsanalyse bestätigt.[25]

### 3.2.4 Therapie

Wie bereits oben beschrieben, reichert sich bei dieser Krankheit im Körper Ammoniak an, wenn Enzyme im Harnstoffzyklus fehlen beziehungsweise nicht in ausreichender Menge vorhanden sind. Um eine Ammoniakakkumulation im Organismus zu verhindern, versucht man

➢ durch proteinarme Diät die Stickstoffzufuhr auf ein erforderliches Minimum zu reduzieren,

---

[20] Tritt auf Grund erhöhter Ammoniakwerte im Blut auf
[21] Variabler Normwert je nach Labor, im Allgemeinen < 50 µmol/l, bei Neugeborenen 120 µmol/l
[22] Kroll, E., Geschäftsführer Orphan Europe GmbH, Brief vom 09.04.2004
[23] Zyklisches Zwischenprodukt im Pyrimidin-Stoffwechsel
[24] Carbamylphosphatsynthetase, eines der sechs am Harnstoffzyklus beteiligten Enzyme
[25] Kroll, E., Geschäftsführer Orphan Europe GmbH, Gespräch am 24.04.2006

➢ durch die Verabreichung von Medikamenten den überschüssigen Stickstoff zu binden,

➢ die Harnstoffzyklusfunktionen durch Verabreichung spezieller Wirkstoffe zu verbessern.

Bei NAGS-Mangel ist es inzwischen möglich, den Harnstoffzyklus wieder herzustellen. Dazu wird den Patienten oral Carglumsäure[26] verabreicht, die als strukturelles Analogon[27] des fehlenden physiologischen Aktivators N-Acetylglutamat das Enzym Carbamylphosphatsynthetase stimuliert. Untersuchungen haben inzwischen gezeigt, dass dadurch bei den Betroffenen ein normales Wachstum und eine normale psychomotorische Entwicklung erreicht werden kann, wenn die Erkrankung rechtzeitig diagnostiziert und die Therapie mit Carclumsäure unverzüglich begonnen wird, bevor irreversible Hirnschäden auftreten. Carbaglu®, ein von der Europäischen Agentur für die Beurteilung von Arzneimitteln inzwischen für den europäischen Markt zugelassenes Orphan Drug, kann die Harnstoffzyklus-Störung nicht heilen, aber es ermöglicht das Überleben der Betroffenen. Da für sie auch die Aufnahme von Proteinen nicht oder kaum mehr eingeschränkt ist, trägt das Medikament zu einer erheblichen Steigerung ihrer Lebensqualität bei.[28]

---

[26] Wirkstoff in Carbaglu®
[27] Ein ähnlicher bzw. gleichartiger Wirkstoff bezogen auf die chemische Struktur
[28] Kroll, E., Geschäftsführer Orphan Europe GmbH, Gespräch am 24.04.2006

# 4. Ethische Verantwortung

Über die Themen Orphan Diseases und Orphan Drugs wird gegenwärtig intensiv diskutiert. Dabei geht es häufig um Bereiche wie Pränataldiagnostik, Veränderungen des Erbgutes durch Eingriffe in die Keimbahn oder auch nur schlicht um die Finanzierbarkeit. In diesem Kapitel soll auf die ethische Verantwortung von Politik, Kirche und Gesellschaft bei diesen Themen eingegangen werden. Dabei ist zu bedenken, dass es sich bei der ethischen Verantwortung um einen sehr komplexen Bereich handelt, der in diesem Buch nicht erschöpfend behandelt werden kann. Es werden sicher mehr Fragen aufgeworfen, als Antworten gegeben werden können. Dennoch ist es sehr wichtig, diesen Aspekt, wenn auch nicht tiefgründig, zu betrachten.

## 4.1 Der Mensch als Testperson

Die Zulässigkeit von Versuchen am Menschen ist seitens der World Health Organisation (WHO) durch die Deklaration von Helsinki und deren Folgebestimmungen geregelt. Darin sind die Sicherheitsvorkehrungen für die klinische Prüfung am Menschen gesetzlich festgelegt, die Teilnahme erfolgt freiwillig. Die Frage ist jedoch, inwieweit im Zusammenhang mit Orphan Drugs von Freiwilligkeit gesprochen werden kann, da auf Grund des seltenen Auftretens der Krankheiten nur wenige Personen in Frage kommen. Es besteht die Gefahr, dass sich Menschen, die von seltenen Krankheiten betroffen sind, aus Verzweiflung, aber auch mit großer Hoffnung für Tests zur Erforschung von Arzneimitteln bereit erklären. Sie stellen sich damit als *Versuchskaninchen* zur Verfügung und hoffen auf Linderung oder Heilung ihrer seltenen Leiden.[29]

Nach den Kriterien, die Immanuel Kant im *Kategorischen Imperativ* aufstellt, wäre nicht jede Art von Selbstversuch verboten. Er schreibt in seinem Werk: „Handle so, dass du die Menschheit, sowohl in deiner Person, als in der Person eines jeden anderen, jederzeit zugleich als Zweck, niemals bloß als Mittel brauchest."[30] Dies bedeutet, dass Menschen einander vielfach als Werkzeug benutzen. Die Grenze zur illegitimen Instrumentalisierung ist Kant zufolge erst dort

---

[29] Hepp, B., Persönliche Referentin des Landesbischofs der Evangelisch-Lutherischen Kirche in Bayern, Brief vom 16.01.2004

[30] Zitat nach Hilpert, K., Lehrstuhl für Moraltheologie, Universität München, Brief vom 17.02.2004

überschritten, wo der andere ausschließlich als Werkzeug benutzt wird. Wenn an Orphan Diseases Erkrankte in der Hoffnung auf Linderung ihres seltenen Leidens einwilligen, an Studien zur Entwicklung von Therapien teilzunehmen, wäre dies nach Kant also nicht verwerflich.[31] Zitiert man an dieser Stelle Kant, muss man berücksichtigen, dass Kant diesen Grundsatz vor über 200 Jahren formuliert hat. Ob Kant heute bei seinen Überlegungen zu den gleichen Ergebnissen gekommen wäre, bleibt offen.[32] Die Entschlüsselung des menschlichen Genoms, Eingriffe in die menschliche Keimbahn und pränatale Diagnostik machen die Beantwortung dieser Frage aus heutiger Sicht deutlich komplexer. Es ist festzustellen, dass menschliches Handeln nicht immer nur *eine Wirkung* hervorbringt, sondern bisweilen auch in ihrer ethischen Qualifikation durchaus gegenteilige Wirkungen, nämlich eine gute und eine böse. Bei Orphan Diseases könnte eine solche Konfliktlage vorliegen. Wenn Erkrankte zur Verbesserung von Therapien mit einbezogen werden, bietet das auf der einen Seite die Chance, ihre eigene Lage und die anderer Betroffener zu verbessern, auf der anderen Seite aber besteht das Risiko, dass eine eigentlich nicht gewollte Nebenwirkung auftritt. Solche Handlungen mit einer möglichen Doppelwirkung sind nach christlicher Auffassung erlaubt, wenn nach Professor Fonk folgende vier Kriterien erfüllt sind:

➢ „Die Handlung darf in sich selber nicht schlecht, sondern muss zumindest indifferent sein.

➢ Die gute Wirkung darf nicht aus der schlechten folgen, sondern muss gleich ursprüngliche Wirkung der gesetzten Handlung sein.

➢ Die schlechte Handlung darf nicht intendiert sein, sie darf im äußersten Falle zugelassen werden, das heißt der Handelnde darf die böse Wirkung nicht wirklich wollen.

➢ Ein genügend schwerwiegender Grund zur Rechfertigung der indirekten negativen Wirkung muss vorliegen."[33]

Bei neuen Wirkstoffen, die zur Heilung oder zumindest zur Linderung von Krankheitssymptomen entwickelt wurden, kann es zu nicht intendierten Nebenwirkungen kommen. Deshalb sind klinische Studien notwendig, bevor neue Arzneimittel auf den Markt gebracht werden dürfen, die später nicht nur dem Wohle

---

[31] Hilpert, K., Lehrstuhl für Moraltheologie, Universität München, Brief vom 17.02.2004
[32] Fonk, P., Lehrstuhl für Moraltheologie an der Universität Passau, Gespräch am 31.03.2004
[33] Fonk, P. (2000), S. 31 - 32

eines Einzelnen, sondern dem Wohle aller von dieser Krankheit Betroffenen dienen sollen. Wenn es keine weniger nachteiligen Wege als die klinischen Studien zur Entwicklung des Medikaments gibt und alle bisherigen Ergebnisse der Studien darauf hinweisen, dass das neue Medikament auch wirksam ist, erscheint die Teilnahme an klinischen Tests nicht als verwerflich. Der Proband muss aber in ausreichendem Maße darüber informiert werden, dass möglicherweise Nebenwirkungen auftreten können.

## 4.2 Pränataldiagnostik

Eine ethische Verantwortung ist auch bei der pränatalen Diagnostik gefordert, womit vor der Geburt eines Kindes mit unterschiedlichen Methoden mögliche Krankheiten festgestellt werden können. Unter Umständen ist es sogar möglich, schon im Mutterleib vorbeugende Maßnahmen zu ergreifen oder die Krankheit zu heilen. Außerdem dient die Pränataldiagnostik zur persönlichen Orientierung der werdenden Eltern.[34] Mit Hilfe der Fruchtwasseruntersuchung oder der Nabelschnurpunktion kann festgestellt werden, ob der Embryo die genetische Veranlagung für eine Krankheit in sich trägt. Bei einem positiven Befund können mögliche Auswirkungen auf das Kind präzisiert werden. Ist die Krankheit unvermeidbar und unheilbar, ist dieses Vorwissen oftmals sehr problematisch, und die Eltern können in Gewissenskonflikte geraten. Soll das Kind zur Welt gebracht werden und damit der Behinderung mit allen Belastungen und Schmerzen, aber auch der oft mangelnden Integration und Toleranz durch die Gesellschaft ausgesetzt werden, oder greift man zu dem Mittel der selektiven Abtreibung? Wie sollen sich Eltern verhalten, wenn eine Erkrankung diagnostiziert wird, für die es noch keine entsprechende Therapie gibt?[35]

Bei routinemäßiger Anwendung der Pränataldiagnostik kann nicht ausgeschlossen werden, dass sich die Meinung der Öffentlichkeit zu genetisch bedingten Krankheiten ändert, da sie für vermeidbar gehalten werden. Diskriminierung und Ausgrenzung der Betroffenen und ihrer Eltern könnten bei der Möglichkeit eines *Kindes nach Maß* die Folge sein. Die Frage nach dem Für und Wider der pränatalen Diagnostik und der möglicherweise folgenden Abtreibung ist eine Frage gesellschaftlicher Werte und Normen. Die katholische und evangelische Kirche

---

[34] Vgl. Tschernuth, E. (1999), S. 15
[35] Vgl. Gemeinsame Texte 11 (1997), S. 12 - 18

betonen das *Recht auf Nichtwissen* und halten es für eine Gewissensentscheidung, die geachtet werden muss.[36] Zu bedenken ist dabei auch, dass viele diagnostische Verfahren Suchtests sind, die überprüfen, ob ein bestimmter genetischer Defekt vorliegt. Über Behinderungen, nach denen nicht gesucht wurde, geben sie keine Auskunft und bieten somit Eltern nur eine scheinbare Sicherheit. Durch die Pränataldiagnostik wird bei vielen eine Erwartungshaltung geweckt, die nur teilweise oder gar nicht eingelöst werden kann, aber eine veränderte gesellschaftliche Einstellung gegenüber Behinderten zur Folge haben könnte.[37] Im Zusammenhang mit der Pränataldiagnostik stellt sich auch die Frage, anhand welcher Kriterien festgelegt werden kann, ab wann ein Leben für den Einzelnen lebenswert ist. Wer würde sich anmaßen, darüber endgültig zu befinden? Selbst wenn eine Rangliste der vererbbaren Gendefekte aufgestellt würde, nach der entschieden werden könnte, ob ein Leben lebenswert ist, wäre es immer noch eine Anmaßung, anhand dieser ein Urteil darüber zu fällen, ob eine Erkrankung zumutbar ist oder nicht.[38]

## 4.3 Gewinnmaximierung

Silvio Gabriel, Präsident der Novartis Deutschland GmbH, sagte anlässlich des 5. Novartis Forums: „Die Pharmaindustrie zwischen Patient und Profit beschreibt das Spannungsfeld, in dem wir uns als Unternehmen bewegen. Die Interessen und Anforderungen beider Seiten, der Patienten und der Aktionäre, sind berechtigt und wollen erfüllt werden. Unsere primäre Aufgabe ist es, für die Patienten innovative Arzneimittel zu entwickeln und herzustellen, um mit unseren Produkten Leiden zu mildern und die Lebensqualität zu verbessern. Novartis folgt aber auch den Gesetzen der freien Marktwirtschaft."[39] Diese Sätze drücken das Spannungsverhältnis, in dem sich die Pharmaindustrie befindet, deutlich aus. Dass Unternehmen Gewinne erzielen wollen und müssen, liegt in der Natur der Sache. Doch muss sich der Gewinn in einer vernünftigen Relation zu den Forschungsausgaben bewegen, und es ist darauf zu achten, dass im Rahmen der Gewinnorientierung nicht der Heilungsauftrag vernachlässigt wird. Die Unternehmen sollten sich auf ihre Leitbilder, wonach sie sich dem Heilungsauftrag

---

[36] Vgl. Landessynode der Evangelisch-Lutherischen Kirche in Bayern (2003), S. 1;
Die deutschen Bischöfe (2001), S. 6 - 9
[37] Vgl. Fonk, P. (1999), S. 150
[38] Vgl. Die deutschen Bischöfe (2001), S. 5 - 6
[39] Gabriel S. (2002), S. 3

verschrieben haben, zurückbesinnen.[40] In Zeiten des Shareholder-Value ist es verständlich, dass mit einem Arzneimittel Gewinne erzielt werden müssen. Trotzdem sollte aber von den Pharmaunternehmen die moralische Verpflichtung gegenüber den Kranken nicht vergessen werden. Erwähnenswert ist in diesem Zusammenhang der Slogan des Unternehmens Pfizer auf seiner Homepage: „We dedicate ourselves to humanity's quest for longer, healthier, happier lives through innovation in pharmaceutical, ... health products."[41]

## 4.4 Finanzierbarkeit

Eine Frage, die in Zeiten leerer Staatskassen und sinkender Gesundheitsbudgets immer häufiger gestellt wird, ist, ob die Gesellschaft die notwendigen finanziellen Mittel zur Behandlung und Heilung aller Krankheiten aufbringen kann und will. Wie soll man sich entscheiden? Einerseits werden Gesundheitsetats belastet, andererseits ist das menschliche Leben das höchste Gut, und jeder Einzelne hat das Recht auf Gesundheit. Enorme Fortschritte in der Diagnostik und Behandlung haben bei den Krankenkassen mit dazu geführt, dass die Ausgaben die Einnahmen übersteigen. Die Medizin steckt in einer Art Fortschrittsfalle. Eine zunehmende Therapierbarkeit führt nicht zwingend zu weniger Kranken, sondern eher zu mehr.[42] Gerade auf dem Gebiet der Orphan Diseases hat eine Therapie nicht immer unbedingt die Heilung zur Folge. Die Krankheiten können aber auf Grund der Forschungsanstrengungen der Arzneimittelindustrie eher diagnostiziert und therapiert werden. Das bedeutet, dass die Zahl der Patienten steigt, deren Leben durch die lebenslange Einnahme des entsprechenden Medikamentes verlängert und lebenswerter wird. Gesundheitsökonomen befürchten, dass das Dilemma auf dem Gesundheitssektor allein durch Rationalisierung, Umverteilung und Ausgabenkontrolle nicht mehr gelöst werden könne. Will man den Standard halten oder sogar noch verbessern, werden zusätzliche Belastungen auf den Einzelnen zukommen. Es besteht die Gefahr, dass einige nur dann akzeptieren, dass Gelder zur Erforschung von Krankheiten ausgegeben werden, wenn sie befürchten, dass sie selbst einmal von diesen betroffen sein könnten. Aus Kostengründen könnte sich die Pharmaindustrie bei ihrer Forschung noch mehr als bisher nur auf Krankheiten konzentrieren, deren Heilung Gewinne er-

---

[40] Fonk, P., Lehrstuhl für Moraltheologie an der Universität Passau, Gespräch am 31.03.2004
[41] http://www.pfizer.com/are/mn_about_mission.html [03.04.2004]
[42] Vgl. Reiter, J. (1999), S. 554

warten lässt.[43] Kostenintensivere Therapien, wie sie bei Orphan Diseases oftmals nötig sind, würden dann entweder hinausgeschoben oder ganz unterblei-
ben. Inwieweit die Gesellschaft bereit ist, Mehrbelastungen für seltene Leiden zu
tragen, wird letztendlich auch davon abhängen, welche ethische Verantwortung
der Einzelne gegenüber dem Erkrankten übernimmt.[44]

---

[43] Vgl. Lexikon der Bioethik, (1998a), S. 228 - 229
[44] Vgl. Lexikon der Bioethik, (1998b), S. 671 - 675

# 5. Entwicklung und Prüfung eines Orphan-Arzneimittels bis zur Zulassung

Trotz intensiver Forschung sind heute noch immer die Entstehung und der Verlauf von ca. 70 Prozent aller bekannten Erkrankungen, zu denen auch viele Orphan Diseases zählen, weitgehend unbekannt, obwohl weltweit Unternehmen in ihren Labors an der Erforschung und Entwicklung neuer Arzneimittel arbeiten.

**Abb. 3:** Forschungs- und Entwicklungsausgaben in Milliarden Euro

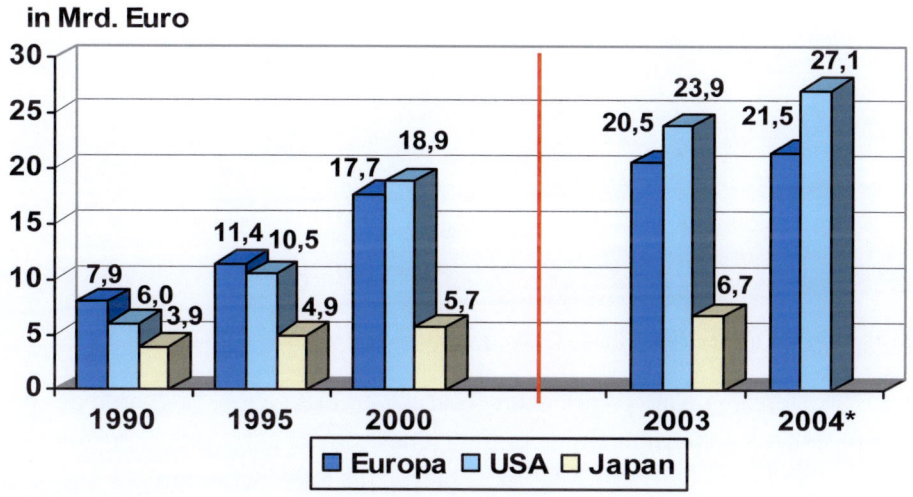

*Für Japan sind im Jahr 2004 keine Zahlen verfügbar.
**Quelle:** eigene Abbildung, Daten von EFPIA (2005), S. 4

Im Jahr 2003 betrugen die Forschungsausgaben der Pharmaindustrie in Europa, den USA und Japan 51,1 Milliarden Euro. Zwar sind in den vergangenen zehn Jahren weltweit die Investitionen in Forschung und Entwicklung ständig gestiegen, dennoch lag die Anzahl innovativer Arzneistoffe auf dem Weltmarkt bei jährlich nur etwa 40. Der Grund dafür ist, dass die Entwicklung eines neuen Arzneimittels viel Zeit und ein außerordentlich umfassendes Know-how benötigt. Vom Entschluss, für eine bestimmte, bisher nicht ausreichend behandelbare Erkrankung ein Arzneimittel zu entwickeln, bis zum marktreifen Medikament sind etwa 800 Arbeitsschritte erforderlich. Deshalb rechnet die Pharmaindustrie mit Kosten von durchschnittlich 895 Millionen Euro[45] und einer Entwicklungszeit von

---

[45] Vgl. European Federation of Pharmaceutical Industries and Associations (2003), S. 14

acht bis zwölf Jahren[46], um ein Pharmakon mit einem neuen Wirkstoff auf den Markt zu bringen.

**Abb. 4:** Anzahl der innovativen Arzneimittel nach Erfinderländern

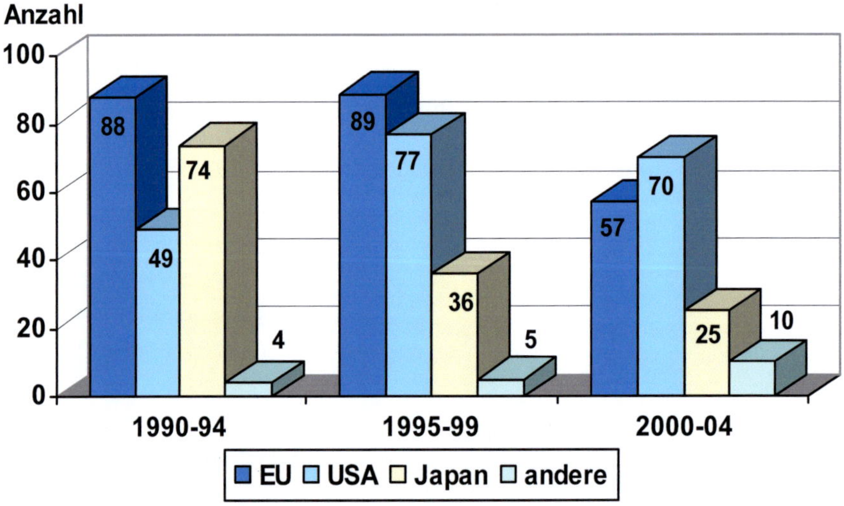

**Quelle:** eigene Abbildung, Daten von EFPIA (2005), S. 20

Das Risiko, dass in einer der Phasen Fehlschläge eintreten, ist während der gesamten Entwicklungszeit überaus groß, deshalb erreicht im Durchschnitt nur eine der 5.000 bis 10.000 getesteten Substanzen die Marktzulassung.

**Tabelle 1:** Dauer der Arzneimittelentwicklung

| 2 - 4 Jahre | | 5 - 6 Jahre | 1 – 1,5 Jahre | | |
|---|---|---|---|---|---|
| For-schung | Entdeckungs-phase | Entwicklung | Zulassung | Marktein-führung | Weiterent-wicklung bestehender Wirkstoffe |
| | Anmeldung zum Patent | | | Effektiver Patentschutz | |
| 2 0   J a h r e   P a t e n t s c h u t z | | | | | |

**Quelle:** Bundesverband der Pharmazeutischen Industrie e.V. (2005), S. 17

Die einzelnen Entwicklungs- und Testphasen, die von der Planung bis zur Zulassung durchgeführt werden müssen, sollen im Folgenden näher betrachtet werden.

---

[46] Vgl. Bundesverband der Pharmazeutischen Industrie (2003), S. 25

Am Anfang steht die Entscheidung, für eine bestimmte Krankheit ein Arzneimittel zu entwickeln. Die weiteren Arbeitsschritte sind:

➢ Targetsuche

Hat sich ein Betrieb entschieden, Arzneimittel für ein bestimmtes Leiden zu entwickeln, werden zunächst dessen Entstehung und Verlauf genau erforscht. Denn um die Erkrankung wirkungsvoll bekämpfen zu können, benötigt man ein Target. Darunter versteht man eine Stelle im menschlichen Körper, an die der Wirkstoff ansetzen und somit den Krankheitsverlauf beeinflussen kann. Bis ein passendes Target – momentan sind ca. 500 bekannt – gefunden ist, können bis zu zwei Jahre vergehen.[47] In den kommenden Jahren erwartet man, dass sich durch den Fortschritt in der Genom- und Proteomforschung die Anzahl der Targets auf 5.000 bis 10.000 erhöhen wird.

➢ Screening[48] und chemische Optimierung

Mit Hilfe der kombinatorischen Chemie ist es möglich, täglich mehrere tausend Substanzen herzustellen. In den Substanzbibliotheken der großen Pharmaunternehmen lagern heute Millionen Verbindungen und warten auf einen sinnvollen Einsatz. Beim Screening werden diese mit den Targetmolekülen in Verbindung gebracht. Diejenigen Wirkstoffe, die dabei Reaktionen hervorrufen, werden ausgewählt und dann genauer untersucht. Auch bereits eingeführte Arzneistoffe werden immer wieder beim Screening-Verfahren eingesetzt. Deshalb passiert es nicht selten, dass Wirkstoffgruppen ein neues, zusätzliches Anwendungsgebiet erhalten. Die ausgewählten Substanzen werden anschließend ständig chemisch verändert und in biochemischen Tests auf ihre medizinische Wirksamkeit und Selektivität überprüft. Dabei muss immer wieder neu entschieden werden, ob die vorliegende Substanz weiter optimiert werden kann oder ob sie verworfen wird und mit einer anderen das Verfahren neu begonnen werden soll.

Im Durchschnitt ist die Untersuchung und Überprüfung von etwa 7.500 Substanzen nötig, um eine zu finden, die so wirksam ist, dass man sie später als Medikament auf den Markt bringen kann.

➢ Wirkungen und Verträglichkeit

Ist man davon überzeugt, die geeignete Substanz gefunden zu haben, wer-

---

[47] Maywald, C., Ausbilder Pharmazeutisch-technische Assistenten, Gespräch am 05.04.2006
[48] „to screen" bedeutet „gründlich prüfen"

den mit Zellkulturen und in Tierversuchen[49] die Wirksamkeit, der Zeitpunkt des Wirkungseintritts und die Wirkungsdauer des neuen Wirkstoffs überprüft. Ergeben sich dabei keine Anzeichen, dass die chemische Verbindung bedenklich ist oder irgendwelche Schadwirkungen hervorruft, wird sie zum Wirkstoffkandidaten erklärt. Mit dieser Überprüfung wird die Anzahl der brauchbaren neuen Wirkstoffe auf weniger als ein Prozent reduziert. Aus den Ergebnissen zieht man Rückschlüsse auf eine therapeutisch sinnvolle Dosis für den Menschen.

➢ Phase I
Anhand einer kleinen Zahl gesunder, freiwilliger Probanden werden die Verträglichkeit, Aufnahme, Verweildauer, Metabolisierung[50] und Ausscheidung des neuen Wirkstoffkandidaten untersucht. Besonderes Augenmerk wird darauf gerichtet, dass der Wirkstoff in therapeutisch wirksamer Dosierung unbedenklich ist. Dazu wird überprüft, wie sich geringe Mengen des Stoffes im Körper eines Menschen verhalten und ab welcher Konzentration sich Nebenwirkungen einstellen. Bei Orphan Drugs erfolgt häufig schon in dieser Phase die Anwendung an Patienten, die definitionsgemäß an einer schweren, lebensbedrohlichen Krankheit leiden.[51]

➢ Entwicklung der Darreichungsform
Man weiß, dass Aufnahme, Verweildauer und Ausscheidung eines Wirkstoffes erheblich von der Darreichungsform beeinflusst werden. Deshalb entwickelt die Galenik[52] die optimale Darreichungsform für den neuen Wirkstoff, da er zum Beispiel aus einem Zäpfchen in ganz anderem Maße freigesetzt wird als aus einer Kapsel. Mit der richtigen Darreichungsform wird aus dem Wirkstoff ein Arzneimittel.

➢ Phase II
In dieser Phase setzen Ärzte das Medikament erstmals bei einer begrenzten Zahl stationärer Patienten ein. Dieser Einsatz darf nur erfolgen, wenn zu erwarten ist, dass der Patient dadurch geheilt oder sein Leiden gelindert werden kann. 100 bis 500 freiwillige Patienten erhalten das neue Medikament zur weiteren Prüfung seiner Wirksamkeit und relativen Ungefährlichkeit.

[49] Vgl. Strehl, E. (1995), S. 15
[50] Umwandlung des Wirkstoffs im Körper
[51] Kroll, E., Geschäftsführer Orphan Europe GmbH, Gespräch am 24.04.2006
[52] Pharmazeutische Technologie

Auch die geeignete Dosierung des neuen Wirkstoffs wird in dieser Phase festgelegt. Wegen der geringen Produktionsmenge beschränkt man sich bei Orphan Drugs häufig auf eine Darreichungsform und eine bestimmte Stärke.

➢ Phase III

In dieser Studie sollen die Wirksamkeit, Verträglichkeit und die geeignete Dosierung des Arzneimittels festgelegt werden. Sie ist die Grundlage für die Arzneimittelzulassung. Dazu wird das Medikament an mehreren 1.000 freiwilligen Patienten, die entweder das neue Medikament oder ein vergleichbares erhalten, erprobt. Diese Prüfung muss nicht mehr ausschließlich in Kliniken durchgeführt werden; auch praktische Ärzte und niedergelassene Fachärzte mit einschlägiger Erfahrung können daran beteiligt werden.[53] Die Ergebnisse entscheiden über die klinische Relevanz und die Weiterführung der Medikamentenentwicklung in der Phase III. Bei Orphan Drugs steht die entsprechende Anzahl Erkrankter selten zur Verfügung,[54] weshalb von Fall zu Fall Ausnahmeregelungen von der EMEA[55] getroffen werden können.

➢ Zulassung

Hat der Hersteller die Wirksamkeit, Unbedenklichkeit und Qualität seines Wirkstoffes mit den geforderten analytischen und klinischen Prüfungen nachgewiesen, kann er die Zulassung beantragen. Die eingereichten Unterlagen werden von den Experten der Zulassungsbehörden überprüft. In Deutschland erfolgt dies für Pharmaka durch das Bundesinstitut für Arzneimittel und Medizinprodukte in Bonn, für Sera und Impfstoffe durch das Paul-Ehrlich-Institut in Frankfurt am Main. Für gentechnologisch hergestellte Wirkstoffe und für Orphan Drugs ist die EMEA in London zuständig. Die Bearbeitungszeiten für den zentralen europäischen Zulassungsprozess liegen zwischen einem und eineinhalb Jahren.[56]

➢ Phase IV/Anwendungsbeobachtung

Ist das Medikament zugelassen, kann es von den Ärzten verordnet werden. Aber auch dann achten Ärzte, Hersteller und Behörden weiter auf mögliche selten auftretende Nebenwirkungen.[57] In dieser Phase sollen Wirkung und

---

[53] Vgl. Martin, J. (2002), S. 4
[54] Bartsch, O., Genzyme GmbH, Gespräch am 19.02.2004
[55] Abkürzung für The European Agency for the Evaluation of Medicinal Products
[56] Donnerstag, B., Orphan Europe GmbH, Gespräch am 23.03.2006
[57] Vgl. Derendorf, H. (1998), S. 39

Verträglichkeit des Arzneimittels weiter abgesichert werden. Durch diese Anwendungsbeobachtungen soll die Wirkung des Arzneimittels noch stärker abgesichert werden. Liegen neue Erkenntnisse vor, wird die Gebrauchsinformation aktualisiert. Falls das Medikament für die Behandlung weiterer Erkrankungen in Betracht kommt, werden neue klinische Studien der Phase IV erforderlich.[58]

---

[58] Maywald, C., Ausbilder Pharmazeutisch-technische Assistenten, Gespräch am 05.06.2006

# 6. Verordnung der Europäischen Union über Arzneimittel für seltene Leiden

## 6.1 Entstehung der Verordnung über Arzneimittel für seltene Leiden

Weltweit sind heute nahezu 30.000 Krankheiten bekannt. Alleine schon diese große Anzahl macht es für die Pharmaindustrie unmöglich, für alle Erkrankungen sofort entsprechende Medikamente herzustellen. Die Arzneimittelindustrie überlegt deshalb sehr genau, auf welche Gebiete sie ihre Forschungsanstrengungen und Entwicklungskapazitäten besonders konzentriert. Eine wichtige Rolle bei den Überlegungen – im Folgenden noch einmal konzentriert zusammengefasst und wiederholt – spielen folgende Punkte:

➢ Die Forschungskosten für eine neue Wirkstoffgruppe betragen etwa 895 Millionen Euro.

➢ Die Entwicklungszeit für ein Arzneimittel dauert von der Entdeckung bis zur Marktreife zwischen acht und zwölf Jahre.

➢ Beim Portfoliomanagement ist zu berücksichtigen, dass durchschnittlich nur eines von etwa 7.500 Forschungsobjekten die Marktreife erlangt.

Damit sich die bis zur Marktreife anfallenden Kosten möglichst schnell amortisieren, fokussieren die Betriebe ihre Forschungsanstrengungen auf Krankheiten mit großen Patientenzahlen, da man sich davon einen großen Umsatz für das Produkt verspricht.

Bis in die sechziger Jahre des vergangenen Jahrhunderts waren die Kontrollen bis zur Marktzulassung eines Arzneimittels eher gering. Mit der Contergan-Katastrophe begann ein Umdenken auf diesem Gebiet, und die Sicherheitsanforderungen wurden seitdem ständig erhöht. Für die Patienten bedeutet dies eine deutlich verbesserte Verbrauchersicherheit, für die Pharmaindustrie zusätzliche Kosten und einen kürzeren effektiven Patentschutz. Da der Urheberschutz mit der Erteilung des Patents auf den entwickelten Wirkstoff beginnt, versucht man, die Zeit, die für die gesetzlich vorgeschriebenen Studien aufgewendet werden muss, möglichst kurz zu halten. Nur so können die Unternehmen für ihre Produkte einen möglichst langen effektiven Patentschutz erreichen, während dem sie das Alleinvertriebsrecht für den Wirkstoff besitzen. Professor Drews, Direktor der Forschungsabteilung des Schweizer Pharmakonzerns Hoffmann-La Roche, nannte im Jahr 1998 folgende vier Bedingungen, unter denen sich in Europa noch Arzneimittel für seltene Leiden entwickeln lassen:

➢ „Wenn sie sich aus profitablen Projekten als unerwartetes Nebenprodukt ergeben.

➢ Wenn ihre Entwicklung einfach und billig ist.

➢ Wenn das neue Produkt zu den Fähigkeiten und Erfahrungen der jeweiligen Firma passt.

➢ Wenn die Entwicklung dieses unwirtschaftlichen Arzneimittels zu einer sichtbaren Zunahme der wissenschaftlichen und medizinischen Reputation der Firma führt."[59]

Aber auch wenn diese Bedingungen zutreffen, ist eine Unterstützung durch die Wissenschaft und den Staat unabdingbar, da wegen der geringen Patientenzahl nur ein geringer Umsatz zu erwarten ist. Daher ist es in vielen Fällen unwahrscheinlich, dass die Unternehmen mit den entwickelten Produkten den Break-Even-Point erreichen. Menschen, die an seltenen Krankheiten leiden, steht aber dasselbe Recht auf angemessene Behandlung zu wie allen anderen Patienten. Deshalb sollten staatliche Maßnahmen den Betrieben einen Anreiz bieten, geeignete Arzneimittel zu erforschen, zu entwickeln und auf den Markt zu bringen.

In den USA, welche als erstes Land ein Orphan-Drug-Gesetz beschlossen, wurde die Problematik der seltenen Leiden von den Medien mehr zufällig aufgegriffen. Jack Klugmann, der in der Serie *Quincy* den gleichnamigen Gerichtsmediziner spielt, wurde durch einen Zeitungsartikel auf die Notlage eines Tourette-Patienten[60] aufmerksam. Er beschloss, dieses Thema in eine Episode seiner Fernsehserie einzubauen, in der Überzeugung, die Zuschauer auf diese Weise emotional anzusprechen. In einer der 1981 ausgestrahlten Folgen sahen diese Quincy vor einer Kongresskulisse über den großen Mangel an Arzneimitteln für seltene Krankheiten sprechen. In der Öffentlichkeit weckte er dadurch für dieses Thema so großes Interesse, dass er wenig später vom Kongress eingeladen wurde, um dort seine Aussage aus der Serie den Abgeordneten vorzutragen.[61] Der Kongress wurde dadurch für die Problematik der Orphan Diseases sensibilisiert. Nach relativ kurzer parlamentarischer Diskussion verabschiedeten die Parlamentarier im Jahr 1983 die Orphan Drug Rule.[62] Einige Jahre später folgten

---

[59] http://medizin-2000.de/pressearchiv/laien/texte_alt/21031998_675.html [19.04.2004]
[60] Neuropsychiatrische Erkrankung, die durch unwillkürliche, rasche, meistens plötzlich einschließende und mitunter sehr heftige Bewegungen, den so genannten Tics, charakterisiert ist
[61] Vgl. Maeder, T. (2003), S. 71 - 77
[62] Vgl. http://www.fda.gov/orphan/ [10.12.2003]

Japan[63] und Australien[64] diesem Beispiel. Inzwischen haben die erlassenen Gesetze in diesen Ländern zu einer verstärkten Forschung auf dem Gebiet der seltenen Leiden geführt. Seit 1998 beschäftigt sich auch das Europäische Parlament ausgiebig mit dieser Thematik.

Es gab aber schon vorher in einigen europäischen Staaten erste Initiativen auf dem Gebiet der Orphan-Arzneimittel. Das französische Gesundheitsministerium sprach bereits im Jahr 1992 von Arzneimitteln für Personen mit seltenen Leiden. In Artikel 34 des spanischen Arzneimittelgesetzes werden *Arzneimittel ohne wirtschaftliches Interesse* erwähnt. In Schweden erhielten Orphan-Arzneimittel zwar keinen spezifischen Status, aber Arzneimittel mit großem gesundheitlichen Nutzen oder geringen Umsatzerwartungen genossen einen Sonderstatus. Diesen konnte ein Medikament erhalten, wenn der Umsatz unter 250.000 bis 300.000 schwedischen Kronen[65] lag oder nur 10.000 bis 20.000 Personen für das Arzneimittel in Frage kamen. Anfang der 90er Jahre wandte sich der Verband Forschender Arzneimittelhersteller an den Deutschen Bundestag und schlug diesem die Förderung von Studien zur Forschung und Entwicklung von Orphan-Arzneimitteln vor. Das Parlament schlug daraufhin vor, diese Frage auf europäischer Ebene zu diskutieren.[66]

Im Auftrag des Europäischen Parlaments wurde 1999 dazu die *StratCare-Studie* erstellt. Darin wurden im Zusammenhang mit seltenen Leiden von den befragten Spezialisten und Patienten im wesentlichen fünf Mängel genannt:

➢ beträchtliche Informationslücken über den aktuellen Stand laufender klinischer Forschungen
➢ begrenztes Spezialwissen und unzureichende Krankenbetreuung
➢ eingeschränkter Zugang zu Spezialisten und bewährten Therapien
➢ höherer Kostenfaktor für Diagnose, Beratung und Behandlung
➢ mangelnde finanzielle Mittel zur Bekämpfung seltener Krankheiten[67]

Auf Grundlage dieser Studie wurde im Gesundheitsausschuss des Europäischen Parlaments die europäische Orphan-Drug-Verordnung ausgearbeitet.

---

[63] Vgl. Scott, D. et al. (2001), S. 5
[64] Vgl. Department of Health and Aged Care (2001), S. 4
[65] Etwa 27.000 bis 32.000 Euro, Wechselkurs vom 31.12.2002
[66] Vgl. StratCare (1999), S. 8 - 9
[67] Ebd., S. 9

Wesentlichen Anteil an der Erarbeitung der Verordnung hatten die Europaabgeordneten Dr. Peter Liese, Christian Cabrol sowie Ursula Schleicher. Bei der Erstellung orientierte man sich auch an den Erfahrungen, die die USA und Japan bereits mit den Orphan-Drug-Regelungen gemacht hatten. Häufig kritisiert wurde, dass die europäische Verordnung erst sechzehn Jahre nach dem Gesetz der USA und sechs Jahre nach dem Japans in Kraft trat. Grund dafür war die jahrelange zögerliche Haltung der Europäischen Kommission. Das Europäische Parlament konnte keine Verordnung verabschieden, da es ohne einen Vorschlag der Kommission, die das Initiativrecht hat, nicht gesetzgeberisch tätig werden durfte.[68]

## 6.2 Verordnung über Arzneimittel für seltene Leiden

Mit der Veröffentlichung der „Verordnung (EG) Nr. 141/2000 des Europäischen Parlaments und des Rates vom 16. Dezember 1999 über Arzneimittel für seltene Leiden"[69] im Amtsblatt der Europäischen Gemeinschaft am 22. Januar 2000 trat diese in Kraft.

### 6.2.1 Kriterien für die Ausweisung zum Orphan Drug gemäß Artikel 3

Ein Medikament wird gemäß Artikel 3 der Orphan-Drug-Verordnung[70] als Arzneimittel für seltene Krankheiten[71] ausgewiesen, wenn der Investor nachweisen kann,

a) dass das Arzneimittel für die Diagnose, Verhütung oder Behandlung von Leiden bestimmt ist, die

➢ lebensbedrohend sind oder eine chronische Invalidität nach sich ziehen. Zum Zeitpunkt der Antragsstellung dürfen in der Gemeinschaft nicht mehr als fünf von zehntausend Personen von der Krankheit betroffen sein.

➢ lebensbedrohend sind, zu schwerer Invalidität oder zu einem schweren und chronischen Leiden führen. Mit dem Arzneimittel können in der EU, vermutlich ohne Anreize, nicht genügend Gewinne erzielt werden, um die notwendigen Investitionen zu rechtfertigen.

---

[68] Vgl. Liese, P. (2003), S. 4
[69] Vgl. Amtsblatt der Europäischen Gemeinschaft (2000a), S. 18/1
[70] Wird in den folgenden zwei Kapiteln von Artikel gesprochen, beziehen sich diese immer auf die „Verordnung des Europäischen Parlaments und des Rates über Arzneimittel für seltene Leiden".
[71] Oder Orphan-Arzneimittel, Orphan-Medikament

b) dass in der EU
> noch keine zufriedenstellende Methode für die Diagnose, Verhütung oder Behandlung zugelassen wurde, oder
> zwar eine solche Methode besteht, das neu beantragte Arzneimittel für die von diesem Leiden Betroffenen aber von erheblichem Nutzen sein wird.[72]

## 6.2.2 Designation als Orphan Drug gemäß Artikel 5

Dazu stellt der Investor in einem beliebigen Stadium der Entwicklung eines Arzneimittels einen entsprechenden Antrag bei der EMEA.[73] Diese überprüft die Unterlagen und erteilt dann die *Ausweisung als Arzneimittel für seltene Leiden*, die so genannte *Designation*. Aus dem eingereichten Antrag zur Designation muss hervorgehen, dass die Kriterien des Artikels 3 erfüllt sind; außerdem müssen die Wirkstoffe des Arzneimittels und das vorgeschlagene therapeutische Anwendungsgebiet ersichtlich sein. Designierte Arzneimittel werden in das Gemeinschaftsregister für Arzneimittel für seltene Leiden eingetragen. Dieses ist auf der Homepage der Europäischen Kommission abrufbar. Der Antrag auf Designation muss vor dem Antrag auf Marktzulassung gestellt werden.

## 6.2.3 Anreize
### 6.2.3.1 Protokoll-Assistenz gemäß Artikel 6

Die Unternehmen erhalten von der EMEA Auskünfte über die Durchführung der verschiedenen Tests und Versuche, die zum Nachweis der Qualität, Sicherheit und Wirksamkeit des Medikaments notwendig sind. Dadurch soll die Aussicht, eine Marktzulassung zu erhalten, verbessert werden.

## 6.2.3.2 Zentrale Zulassung und Gebührenminderung/-erlass gemäß Artikel 7

Pharmaka, die zur Behandlung von seltenen Leiden anerkannt sind, können eine zentrale Zulassung für die ganze EU erhalten. Dadurch entfällt die Prozedur der Zulassung in den einzelnen Mitgliedstaaten. Die generelle Gebühr für die Erteilung einer europäischen Zulassung durch die EMEA beträgt ca. 230.000 Eu-

---

[72] Vgl. Amtsblatt der Europäischen Gemeinschaft (2000a), S. 18/2
[73] Weitere Ausführungen siehe Kapitel 7.4

ro.[74] Davon können als Orphan Drug ausgewiesene Medikamente auf Antrag ganz oder teilweise befreit werden. Finanziert wird diese Maßnahme aus Mitteln der Europäischen Kommission. Der dafür zur Verfügung stehende Betrag wird jährlich neu festgelegt. Am Jahresende muss die EMEA der EU einen Bericht über die Verwendung der Zuschüsse vorlegen. Vorhandene Überschüsse werden auf das nächste Jahr übertragen und bei der Festlegung des künftigen Budgets berücksichtigt.

### 6.2.3.3 Marktexklusivität gemäß Artikel 8

Der wirkungsvollste Anreiz für Unternehmen ist das Alleinvertriebsrecht für zehn Jahre. Während dieser Zeit nimmt weder die EU noch einer ihrer Mitgliedstaaten einen weiteren Antrag auf Marktzulassung für ein ähnliches Arzneimittel mit demselben therapeutischen Anwendungsgebiet an. Weitere entsprechende Marktzulassungen werden nicht erteilt. Auch Anträgen auf eine Erweiterung bereits bestehender Genehmigungen wird nicht zugestimmt.

### 6.2.3.4 Sonstige Anreize gemäß Artikel 9

Von der Europäischen Kommission und den einzelnen Mitgliedstaaten können darüber hinaus weitere Maßnahmen zur Förderung der Forschung, Entwicklung und Inverkehrbringung von Arzneimitteln für seltene Leiden ergriffen werden. Dabei kann es sich unter anderem um Fördergelder oder Steuerbefreiungen handeln. Da in der EU kein einheitliches Steuerrecht gilt, bleibt dieses Instrumentarium den jeweiligen Staaten vorbehalten.[75]

## 6.3 Verlust der Marktexklusivität gemäß Artikel 8

Stellt sich nach fünf Jahren heraus, dass sich die Kriterien[76] auf Grund derer die Designation erteilt wurde, grundlegend geändert haben, kann nach einer Überprüfung der Unterlagen das Marktexklusivitätsrecht aberkannt werden. Dazu leitet die EMEA ein Aberkennungsverfahren nach Artikel 5 ein. Dies kann aber nur geschehen, wenn ein Mitgliedstaat einen entsprechenden Antrag stellt.

---

[74] Vgl. The European Agency for the Evaluation of Medicinal Products (2003c)
[75] Die von den einzelnen Ländern getroffenen Maßnahmen werden in Kapitel 9.2 vorgestellt
[76] Prävalenzzahl und nicht ausreichender Gewinn

Da die Verordnung inzwischen mehr als fünf Jahre in Kraft ist, könnte ein solcher Fall eintreten. Bisher wurde von der EMEA von dieser Möglichkeit noch kein Gebrauch gemacht.[77]

## 6.4 Inverkehrbringung ähnlicher Arzneimittel gemäß Artikel 8

Es gibt drei Ausnahmen, bei denen die EMEA, unabhängig von den Vorschriften über geistiges Eigentum oder anderen Vorschriften der EU, einem ähnlichen Arzneimittel mit demselben therapeutischen Anwendungsgebiet eine Marktzulassung erteilen kann. Dies ist möglich, wenn

➢ der Inhaber der Marktzulassung des zuerst als Orphan-Arzneimittel ausgewiesenen Medikaments dem zweiten Antragsteller dies erlaubt.

➢ der Inhaber der Marktzulassung des zuerst als Orphan-Arzneimittel ausgewiesenen Arzneimittels das Medikament nicht in ausreichender Menge liefern kann.

➢ der zweite Antragsteller nachweisen kann, dass sein Arzneimittel dem zuerst zugelassenen zwar ähnlich, aber sicherer, wirksamer oder unter anderen Aspekten klinisch überlegen ist.

Im April 2000 verabschiedete die Europäische Kommission die Durchführungsverordnung zur oben beschriebenen Verordnung. Damit war es den Unternehmen möglich, Anträge auf Zuerkennung des Status *Arzneimittel gegen eine seltene Krankheit* zu stellen.[78]

---

[77] Vgl. Kapitel 15.8
[78] Vgl. Amtsblatt der Europäischen Gemeinschaft (2000b), S. 178/2

# 7. COMP – Ausschuss für Arzneimittel für seltene Leiden bei der EMEA

## 7.1 Rechtliche Grundlage des Ausschusses gemäß Artikel 4

Die Europäische Kommission hat, wie in der Verordnung über Arzneimittel für seltene Leiden gefordert, einen *Ausschuss für Arzneimittel für seltene Leiden* bei der EMEA eingerichtet. Dieser wird Committee for Orphan Medicinal Products, kurz COMP, genannt. Seine erste Sitzung war am 17. April 2000.[79] Bis Juli 2006 fanden inzwischen 70 Sitzungen statt.

## 7.2 Wahlordnung und Zusammensetzung des COMP

Die Mitglieder des Ausschusses werden für drei Jahre von der Kommission und den Mitgliedstaaten ernannt, eine erneute Ernennung ist möglich. Von den Ausschussmitgliedern wird der Vorsitzende für die Dauer von drei Jahren gewählt, eine einmalige Wiederwahl ist möglich. Der Ausschuss setzt sich wie folgt zusammen:

➤ Vorsitzender
➤ jeweils ein Vertreter aus den 25 EU-Mitgliedstaaten
➤ drei Vertreter von Patientenorganisationen
➤ drei Mitglieder, die auf Empfehlung der EMEA ernannt werden
➤ jeweils ein Vertreter aus Island, Lichtenstein und Norwegen, ohne Stimmrecht
➤ ein Vertreter der Europäischen Kommission, ohne Stimmrecht

Weitere Vertreter der Europäischen Kommission sowie auch der Verwaltungsdirektor der EMEA oder dessen Vertreter können an allen Sitzungen des Ausschusses teilnehmen.[80]

## 7.3 Aufgaben des Ausschusses

Der Ausschuss überprüft anhand der vorgelegten Anträge, ob einem Medikament der Status *Arzneimittel gegen eine seltene Krankheit* zuerkannt werden kann. Stimmt die Europäische Kommission dem Votum des COMP zu, wird das entsprechende Produkt in das Orphan-Drug-Register der EU aufgenommen.[81]

---

[79] Vgl. The European Agency for the Evaluation of Medicinal Produtcs (2000a), S. 1
[80] Vgl. Amtsblatt der Europäischen Gemeinschaft (2000a), S. 18/3
[81] Arlett, P., Europäische Kommission, Brüssel, Gespräch am 28.10.2003

**Abb. 5:** Gesetzliche Voraussetzungen für eine Designation im Überblick

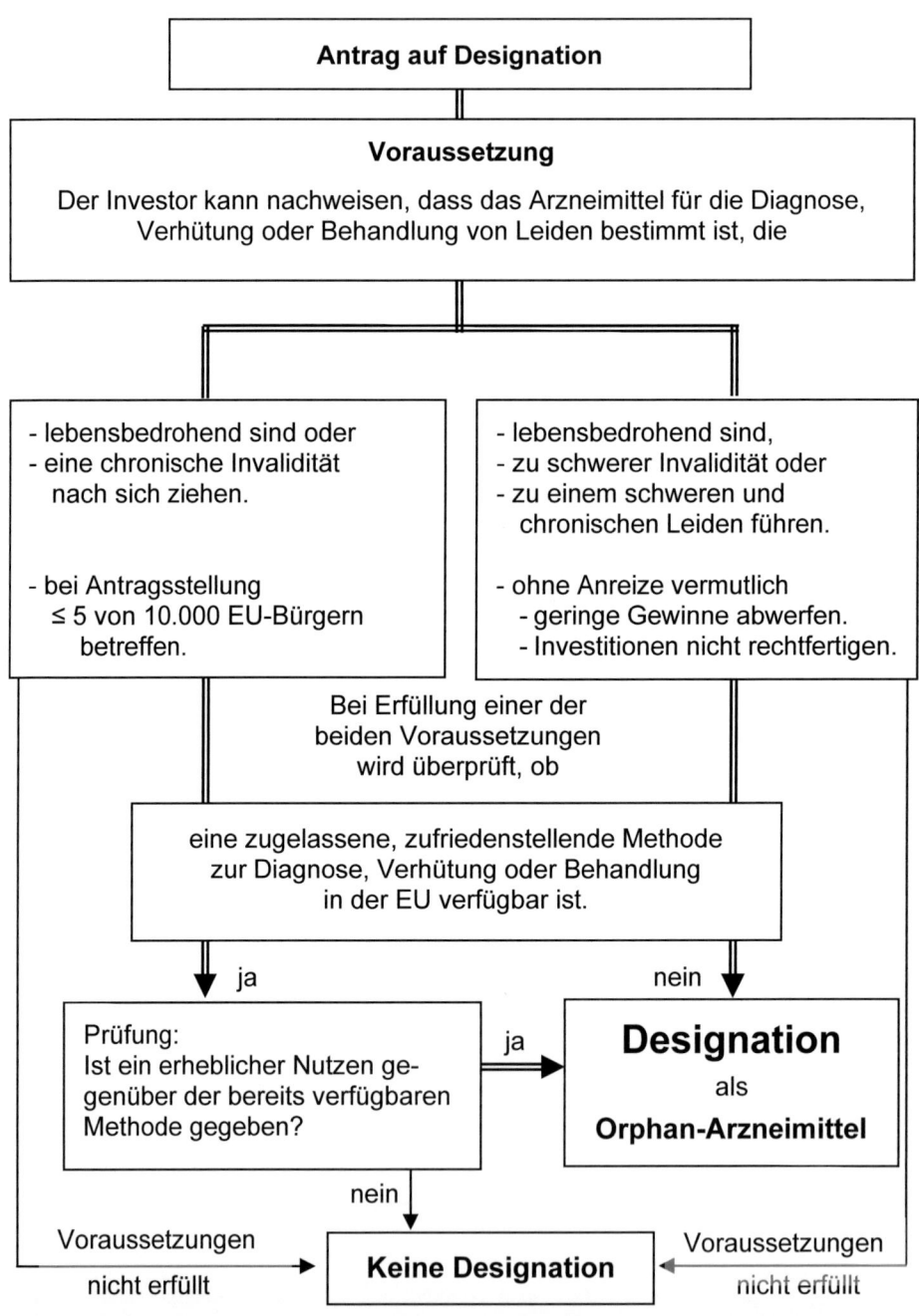

**Quelle:** eigene Abbildung

Ferner berät das COMP die Europäische Kommission bei der Gestaltung und Planung der europäischen Orphan-Arzneimittel-Politik, unterstützt diese bei internationalen Beratungen und bei ihren Kontakten mit Patientenorganisationen. Welche Voraussetzungen erfüllt sein müssen, um eine Designation zu erhalten, wurde nochmals in Abbildung 5 in einer Übersicht zusammengefasst.

## 7.4 Antragstellung, Prüfung und Genehmigung der Designation

Für die Pharmaindustrie ist die Designation eines neu entwickelten Wirkstoffes ein wichtiger Status, denn dadurch ist dem Unternehmen für sein künftiges Arzneimittel die zehnjährige Marktexklusivität garantiert, die erst mit der Markteinführung des Produkts beginnt. Damit nicht Produkte, die diesen Status nicht verdienen, designiert werden, unterzieht der COMP im Auftrag der EMEA alle Anträge einer genauen Prüfung, die folgendermaßen abläuft:

➤ Berufung von zwei Koordinatoren und Experten

Eine beabsichtigte Antragsstellung sollte der EMEA mindestens zwei Monate vor dem Einreichungsdatum mitgeteilt werden, damit der COMP und die EMEA genügend Zeit haben, jeweils einen Koordinator und geeignete Experten zur Bearbeitung und Überprüfung des Antrages zu bestimmen.[82]

➤ Validierung

Treten bei der Überprüfung der Unterlagen Fragen auf, wird der Investor kontaktiert. Er hat für die Antwort eine Frist von drei Monaten. Verstreicht diese, ohne dass eine Antwort des Investors eingegangen ist, muss er einen neuen Antrag einreichen. Nach Abschluss der Prüfung wird eine Kopie des Antrags an alle COMP-Mitglieder weitergeleitet.[83]

➤ Evaluierung

Die beiden Koordinatoren erstellen einen zusammenfassenden Bericht, der die sachlichen Daten und das Ergebnis der Überprüfung des Antrags enthält. Falls weitere Erklärungen des Investors notwendig sind, wird dies vermerkt. Der Bericht wird nun den COMP-Mitgliedern für mögliche Stellungnahmen zur Verfügung gestellt. Eventuelle Fragen und Änderungsvorschläge werden in der nächsten Sitzung des COMP diskutiert.

---

[82] Vgl. EMEA (2000b), S. 3
[83] Jilma, B., Mitglied des COMP, Mail vom 03.05.2004

➢ Meinungsfindung

Innerhalb von 90 Tagen fällt das COMP dann seine Entscheidung. Sie muss mindestens mit einer Zweidrittelmehrheit erfolgen. Besteht die Gefahr der Ablehnung, kann der Investor vom COMP zu einer Stellungnahme eingeladen werden. Der endgültige COMP-Bericht wird von der EMEA geprüft und mit einer Stellungnahme an die Europäische Kommission und den Investor weitergeleitet.

➢ Einspruch

Wird ein Antrag abgelehnt, kann der Investor Einspruch einlegen. Die Gründe für den Einspruch müssen der EMEA spätestens 90 Tage nach Erhalt der Ablehnung zugeleitet werden. Das COMP überprüft in seiner nächsten Sitzung, ob die Entscheidung revidiert werden muss.

➢ Entscheidungsfindung bei der Kommission

Die Kommission trifft spätestens 30 Tage, nachdem sie die Unterlagen von der EMEA erhalten hat, eine Entscheidung. Bei Zustimmung wird das nun designierte Arzneimittel in das Gemeinschaftsregister für Orphan-Arzneimittel aufgenommen.[84]

## 7.5 Expertengremium

Auf Grund der außergewöhnlichen Schwierigkeiten bei der Entwicklung und Bewertung von Orphan-Arzneimitteln ist das COMP bei seiner Entscheidungsfindung auf die ständige Unterstützung von Experten angewiesen. Dabei ergänzen sich interne Gutachter und externe Experten, wodurch eine optimale wissenschaftliche Bewertung erreicht werden soll. Von Vorteil ist, wenn die Experten nicht nur Fachwissen auf dem Gebiet der Medikamentenentwicklung haben, sondern auch Kenntnisse von Epidemiologie sowie von Einschränkungen in der Diagnose und Behandlung spezieller seltener Krankheiten.[85] Die vom COMP ernannten 149 Experten[86] sollen den Ausschuss während der Designationsphase und gegebenenfalls den CHMP[87] während der Marktzulassungsphase unterstützen. Die Entscheidung über die Designation bleibt aber beim COMP. Ist es er-

---

[84] Vgl. EMEA (2000b), S. 3 - 4
[85] Vgl. EMEA (2003b), S. 28
[86] Ebd., Annex 2
[87] Abkürzung für Committee for Medicinal Products for Human Use; es ist innerhalb der EMEA für die Prüfung der Anträge auf Marktzulassung für Humanarzneimittel zuständig; Früher: Committee for Proprietary Medicinal Products

forderlich, werden vom COMP auch Patientenvertreter als externe Experten hinzugezogen, um sich von diesen über die betreffende Krankheit beraten zu lassen.

Es ist geplant, mit diesen Spezialisten ein europaweites Gemeinschaftsnetzwerk von Experten aufzubauen. Da für viele seltene Leiden nur sehr wenige Spezialisten zur Verfügung stehen, werden sie häufig gleichzeitig von Behörden und Investoren zu Rate gezogen. Um das beste Ergebnis für die Patienten zu erzielen, sollten solche Interessenkollisionen aber möglichst vermieden werden.

**Abb. 6:** Aufschlüsselung der 149 Experten nach dem Herkunftsland

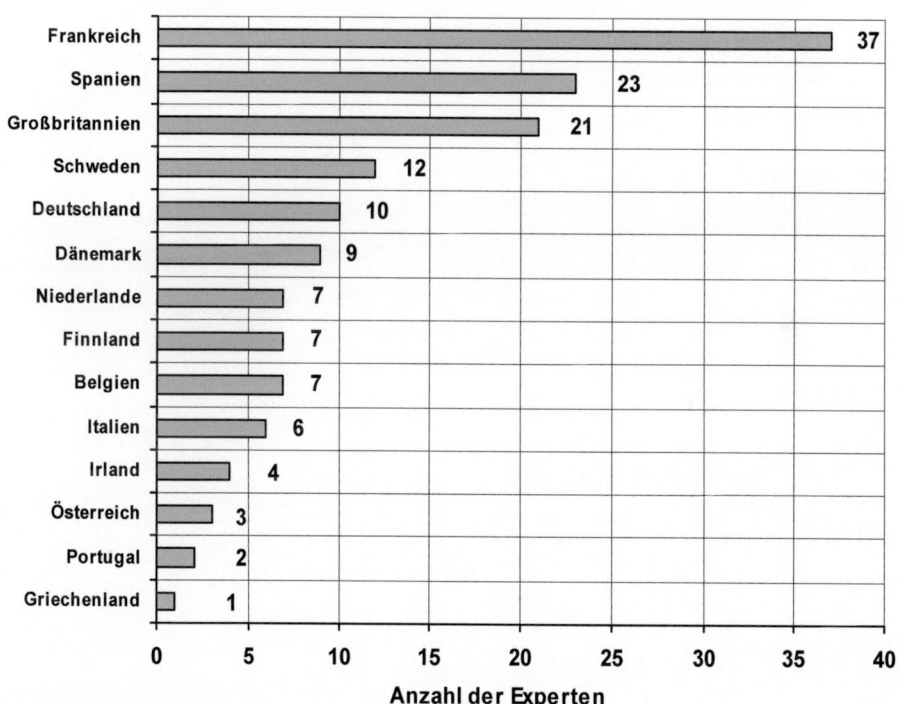

Stand: April 2003
**Quelle:** eigene Abbildung, Daten von EMEA (2003b), Annex 2

Wie Abbildung 6 zeigt, kommt das Gros der Experten aus Frankreich, Spanien und Großbritannien. Frankreich stellt mit 37 von 149 Experten immerhin 25 Prozent der COMP-Berater. In Relation zur Einwohnerzahl kommt dagegen aus Italien und Deutschland nur ein sehr geringer Prozentsatz an Spezialisten. Das

EU-Land Luxemburg sowie die drei assoziierten Länder Island, Lichtenstein und Norwegen, die Mitglieder im COMP sind, stellen keine Vertreter in diesem Expertenkreis. Wenn auch davon auszugehen ist, dass auf Grund der niedrigen Einwohnerzahlen in den vier Ländern Orphan Diseases noch seltener auftreten, sollten auch aus diesen Berater berufen werden, um diese Staaten besser einzubinden.

# 8. EU-Gemeinschaftsaktionsprogramm für seltene Krankheiten

In den Jahren 2000 bis 2002 führte das Europäische Parlament ein Gemein-schaftsaktionsprogramm für seltene Leiden, genetische Krankheiten einge-schlossen, durch.[88] Angestrebt wurde, in Koordination mit anderen Gemein-schaftsmaßnahmen, ein hohes Niveau an Gesundheitsschutz für seltene Leiden sicherzustellen. Ein Hauptziel dieses Projekts war, das Wissen über seltene Krankheiten zu verbessern und den Zugang zu Informationen über seltene Lei-den zu erleichtern. Vorrangig gefördert wurden Projekte, die sich mit seltenen Krankheiten im Allgemeinen, wichtigen Gruppen seltener Krankheiten, wie zum Beispiel genetische Krankheiten, oder zumindest einer beträchtlichen Anzahl dieser Krankheiten im Besonderen befassten.[89] Im Folgenden sollen die vier Be-reiche, in denen Förderprojekte durchgeführt wurden, näher beschrieben wer-den:

> ➢ Europäisches Informationsnetz für seltene Leiden
> Im Mittelpunkt dieser Maßnahme stand der Ausbau eines europaweiten In-formationsnetzes über seltene Krankheiten. Seine Datenbanken stehen so-wohl den Experten als auch den Patienten und deren Angehörigen als In-formationsquellen im Internet zur Verfügung. Deshalb war bei der Erstellung der Datenquellen ein besonderes Augenmerk auf Benutzerfreundlichkeit und Zuverlässigkeit der Informationssysteme zu richten. In die Datenbanken mussten folgende Angaben eingegeben werden: Bezeichnung der Krank-heit, Synonyme, allgemeine Beschreibung der Krankheit, Symptome, Ursa-chen, epidemiologische Daten, vorbeugende Maßnahmen, Standardbe-handlung, klinische Tests, Diagnoselabors, Spezialkonsultationen, For-schungsprogramme und eine Liste der Stellen, bei denen weitere Informati-onen über die Krankheit eingeholt werden können.[90] Um die Informationen auf dem neuesten Stand zu halten, wurden die geförderten Organisationen verpflichtet, mit Hilfe von medizinisch-wissenschaftlichen Experten die Daten zu validieren, um so die Bewertungskriterien zur Qualität von Gesundheitsin-formationen im Internet zu erfüllen. Verteilt auf die dreijährige Projektlaufzeit

---

[88] Vgl. Europäische Kommission, Public Health (2002)
[89] Vgl. Europäisches Parlament (1999)
[90] Vgl. Europäische Kommission (2001b), S. 19

wurden für diese Maßnahme etwa 2.059.000 Euro ausgegeben.

➢ Ausbildung für die Bekämpfung seltener Leiden

Im Rahmen dieses Teilprojektes wurden vorrangig Aus- und Fortbildungs-maßnahmen gefördert, die dazu dienten, Personen, die in den in Frage kommenden Berufen arbeiten, weiterzubilden. Ziel war, die Prävention, die Früherkennung, die Diagnose und das Ergreifen geeigneter Behandlungs-maßnahmen im Bereich seltener Krankheiten zu verbessern. Von der EU wurden dafür ca. 439.000 Euro bereitgestellt.

➢ Grenzübergreifende Zusammenarbeit zur Bekämpfung seltener Leiden

Ziel dieses Aktionsbereichs war, die grenzübergreifende Zusammenarbeit und Vernetzung von Dachorganisationen zu fördern. Verteilt auf die drei Jahre der Projektlaufzeit wurde diese Maßnahme mit etwa 622.000 Euro un-terstützt.

➢ Beobachtung, Überwachung und Frühwarnung bei seltenen Leiden

Gefördert wurden Maßnahmen, die zur Verbesserung der systematischen Erhebung, Analyse und Verbreitung von Informationen und Erkenntnissen über seltene Leiden beitrugen. Damit sollte erreicht werden, dass einzelne Organisationen, die oft nur über bruchstückhafte Erkenntnisse und Informa-tionen verfügten, Zugang zu den aktuellsten Daten haben. Gefördert wurden auch Projekte, die sich mit der Clusteranalyse seltener Leiden befassten. Die Fördergelder beliefen sich auf ca. 685.000 Euro.

Betrachtet man das Interesse innerhalb der EU-Staaten, so fällt auf, dass von französischen Organisationen sechs der vierundzwanzig[91] geförderten Projekte durchgeführt wurden. Der hohe Anteil von 25 Prozent relativiert sich aber etwas, wenn man berücksichtigt, dass drei der sechs Projekte von EURORDIS[92], dem europäischen Dachverband der Patientenorganisationen für seltene Leiden mit Sitz in Paris, betreut wurden. In den EU-Ländern Portugal, Schweden, Griechen-land und Dänemark wurden keine im Rahmen dieses Aktionsprogramms geför-derten Maßnahmen durchgeführt. Eine mögliche Ursache dafür könnte gewesen sein, dass es in den genannten Ländern an entsprechenden Organisationen oder Experten mangelte, um solche Projekte durchzuführen. Es könnte aber auch sein, dass in diesen Ländern eine ausreichende Sensibilisierung für die Proble-

---

[91] Vgl. Europäische Kommission, Public Health (2002)
[92] Abkürzung für European Organisation for Rare Diseases

matik der Orphan Diseases noch nicht vorhanden war.

**Tabelle 2:** Anzahl der geförderten Projekte in den einzelnen EU-Staaten

|  | 2000 | 2001 | 2002 | Summe |
|---|---|---|---|---|
| Frankreich | 2 | 2 | 2 | 6 |
| Italien | 1 | 2 | 1 | 4 |
| Großbritannien | 1 | 2 |  | 3 |
| Belgien | 1 |  | 1 | 2 |
| Deutschland | 1 | 1 |  | 2 |
| Niederlande | 1 |  | 1 | 2 |
| Finnland | 1 |  |  | 1 |
| Irland | 1 |  |  | 1 |
| Luxemburg |  |  | 1 | 1 |
| Österreich |  | 1 |  | 1 |
| Spanien |  |  | 1 | 1 |
| Summe | 9 | 8 | 7 | 24 |

Waren an einem Projekt Organisationen aus mehreren Ländern beteiligt, wurde es dem Land zugeordnet, aus dem die Organisation kam, die von der EU den Projektauftrag erhielt.
**Quelle:** eigene Tabelle, Daten aus Europäische Kommission, Public Health (2002)

➢ Vergleicht man, wie in Abbildung 7 dargestellt, die Verteilung der Fördersummen auf die vier Maßnahmenbereiche, so erkennt man, dass auf Projekte, die sich mit dem Aufbau eines europäischen Informationsnetzes für seltene Krankheiten beschäftigten, ein überdurchschnittlich hoher Anteil entfiel. Wahrscheinlich bedurfte es umfangreicher Recherchen und Auswertungen, um die Informationen, die in den einzelnen Organisationen und bei vielen Spezialisten vorhanden sind, zusammenzuführen.

➢ Durch das In-Kraft-Treten der Orphan-Drug-Verordnung im Jahr 2000 wurden erstmals europaweit Anreize geschaffen, auf dem Gebiet der Orphan Diseases verstärkt zu forschen. Das neu gewonnene Wissen bedurfte der Verarbeitung und Aufbereitung in den Datenbanken. Dies könnte die Erklärung dafür sein, dass die Fördersumme für Informationsnetzwerke jährlich um zehn Prozent anstieg. Das neu gewonnene Wissen verlangte auch bessere und gezieltere Aus- und Fortbildungsmaßnahmen in den Bereichen Prävention, Früherkennung, Diagnose und Behandlung. Die Steigerung der Fördermittel von 120.000 auf 190.000 Euro verdeutlicht, dass auch hier Nachholbedarf bestand.

> Durch die wachsende Zahl an Patientenorganisationen und den damit verbundenen intensiveren Wissensaustausch unter den Betroffenen steigt der Wunsch nach wirksameren und lebensqualitätsverbessernden Therapien. In den sich herauskristallisierenden Behandlungszentren müssen die Mitarbeiter, um eine optimale Betreuung, Behandlung und Förderung der Patienten zu ermöglichen, ständig geschult werden.

> Die sinkenden Fördermittel für die übrigen beiden Maßnahmen könnten ihre Ursache darin haben, dass nach dem Aufbau entsprechender Strukturen kaum mehr Handlungsbedarf bestand.

**Abb. 7:** Aufteilung der Fördergelder im Gemeinschaftsaktionsprogramm

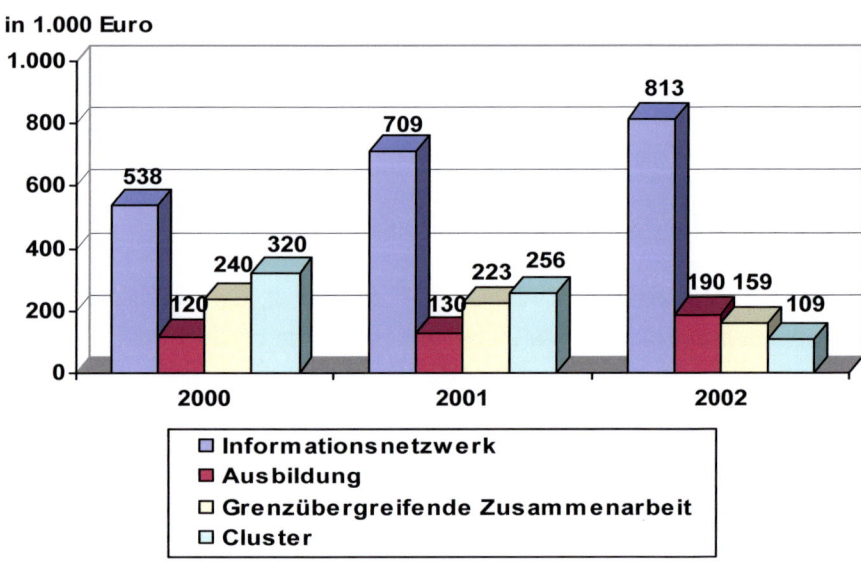

Kam es bei einzelnen Projekten zu Überschneidungen zwischen den vier Fördermaßnahmen, wurde die EU-Fördersumme zu gleichen Anteilen auf die betroffenen Maßnahmen aufgeteilt.
**Quelle:** eigene Abbildung, Daten aus Europäische Kommission, Public Health (2002)

Richtet man den Blick auf die Gesamtprojektkosten, so stellt man fest, dass diese, wie die folgende Abbildung 8 zeigt, in allen drei Jahren die EU-Fördergelder überschritten. Der besonders hohe Eigenanteil an den Projektkosten von 1.502.000 Euro im ersten Jahr könnte darauf zurückzuführen sein, dass bereits eine ganze Reihe von Projekten geplant war und es nur mehr des Anstoßes durch die Fördermaßnahmen bedurfte. Da auch in den beiden darauf folgenden Jahren der Eigenanteil an den Projektkosten nicht unerheblich war, kann man davon ausgehen, dass bei den beteiligten Organisationen Interesse an der Thematik Orphan Disease bestand.

**Abb. 8:** Aufteilung der Projektkosten: EU – beteiligte Organisationen

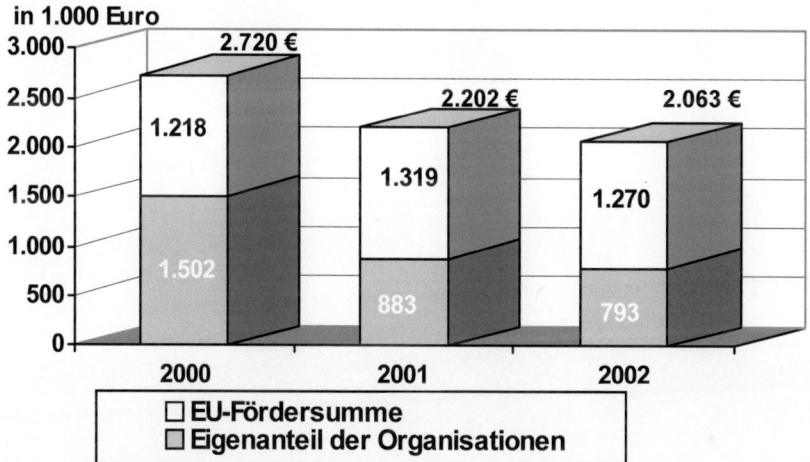

**Quelle:** eigene Abbildung, Daten aus Europäische Kommission, Public Health (2002)

# 9. Ergänzende Maßnahmen auf Ebene der EU-Mitgliedstaaten

## 9.1 Rahmenrichtlinien gemäß Artikel 9 der Orphan-Drug-Verordnung

Damit die Maßnahmen der EU von den einzelnen Mitgliedstaaten unterstützt werden, wurde der Artikel 9[93] in die Orphan-Drug-Verordnung aufgenommen. Darin werden die EU-Länder aufgefordert, durch besondere und ergänzende nationale Initiativen in Form von Steuervergünstigungen und Forschungsprojekten weitere Anreize zu schaffen. Am 22. Januar 2001 veröffentlichte die Kommission dazu erstmals ein ausführliches Verzeichnis aller bis zu diesem Zeitpunkt ergriffenen oder noch geplanten Maßnahmen. Dieses sollte die Maßnahmen für die einzelnen Staaten und die Europäische Kommission transparenter und besser vergleichbar machen.[94] Im Folgenden werden die geplanten und ergriffenen Maßnahmen der einzelnen EU-Staaten auf der Basis der neu überarbeiteten Version aus dem Jahr 2002 vorgestellt.[95]

## 9.2 Maßnahmen in den 15 alten EU-Staaten

### 9.2.1 Belgien

Um den Investoren Anreize zu bieten, änderte die belgische Regierung im Jahr 2001 das königliche Dekret von 1969 über die Registrierung von Arzneimitteln. Dadurch wurde es möglich, Orphan-Arzneimittel bei der Marktzulassung von den nationalen Gebühren zu befreien. Seitdem kann auch Herstellern für ein bereits in Belgien zugelassenes medizinisches Produkt, das erst später vom COMP den Orphan-Status zugesprochen bekommt, bis zu einem Viertel der jährlichen Gebühren erlassen werden. Die Dekretsänderung ermöglicht es auch, Orphan-Arzneimittel wegen des zu erwartenden geringen Umsatzes bei den Preisfestsetzungs- und Kostenerstattungsverhandlungen besonders zu behandeln. Befinden sich Arzneimittel noch in der Prüfungsphase, kann bei Kostenerstattungsanträgen deren Sonderstellung berücksichtigt werden.

---

[93] Vgl. Kapitel 6.2.3.4
[94] Arlett, P., Europäische Kommission, Brüssel, Gespräch am 28.10.2003
[95] Vgl. Europäische Kommission (2001a); Europäische Kommission (2002)

## 9.2.2 Dänemark

Auch Dänemark erhebt seit dem Jahr 2000 für Orphan-Arzneimittel nur reduzierte Marktzulassungsgebühren. Daneben bietet die dänische Arzneimittelbehörde Pharmabetrieben und Wissenschaftlern Beratungen zu klinischen Studien und Entwicklungsplänen an. Ins Leben gerufene nationale Projektgruppen sollen dabei helfen, Informationen aus den Bereichen Genomforschung und Gentherapie unter dem Aspekt seltene Krankheiten zu sammeln.[96]

## 9.2.3 Deutschland

In Deutschland gibt es gegenwärtig mehrere Maßnahmen, die darauf abzielen, die Zulassung für Orphan Drugs zu beschleunigen und deren Markteintritt zu erleichtern. Zum einen ermöglicht das Arzneimittelgesetz eine raschere Zulassung für Medikamente zur Behandlung von Orphan Diseases. Zum anderen erlaubt Artikel 28 (3) des deutschen Arzneimittelgesetzes, falls es im öffentlichen Interesse liegt, ein Medikament wegen seines großen therapeutischen Nutzens auf den Markt zu bringen, bevor alle Prüfungen abgeschlossen sind. Die noch fehlenden Unterlagen zu den klinischen Studien müssen nach der Zulassung des Arzneimittels aber nachgereicht werden.

Weiterhin soll durch die Förderung der Forschung und den Ausbau von Forschungsnetzwerken die Effektivität auf dem Sektor der verwaisten Krankheiten erhöht werden. In einem Modellprojekt wurde ein Netzwerk für Patienten mit seltenen retinal degenerativen[97] Krankheiten geschaffen, um deren Position gegenüber den Gesundheitsinstitutionen und der Pharmaindustrie zu stärken. Das kreierte Modellpatientennetzwerk soll anderen Patientengruppen beim Aufbau eigener Netzwerke helfen.

## 9.2.4 Finnland

Die nationale Arzneimittelbehörde kann Unternehmen von den Gebühren für die Marktzulassung befreien. Diese Möglichkeit besteht auch für Orphan-Arzneimittel. Bei den erforderlichen Prüfungs- und Genehmigungsverfahren wird der besondere Status der Orphan Drugs berücksichtigt. Bei Bedarf können Unternehmen, die Orphan-Arzneimittel entwickeln, sich dort kostenlos zu verwaltungstechnischen und wissenschaftlichen Fragen beraten lassen. Zur Förderung

---

[96] Drewes, B., Danish Medical Agency, Mail vom 12.01.2004
[97] Netzhaut verändernd

der Arzneimittelforschung ist im Jahr 2001 das *Arzneimittel-2000-Programm* gestartet worden, das auch die Entwicklung von Orphan Drugs einschließt. Eines seiner Ziele ist, durch den Ausbau von Forschungsnetzwerken die Effizienz auf dem Forschungssektor zu erhöhen. Weiterhin wurden Universitätskrankenhäusern im Jahr 2001 vom Ministerium für Soziales und Gesundheit ca. 56,7 Millionen Euro für die medizinische Forschung zur Verfügung gestellt. Ein Teil dieser Fördermittel floss in die Erforschung von Orphan-Arzneimitteln.[98]

### 9.2.5 Frankreich

Um es Unternehmen zu erleichtern, Orphan Drugs auf den Markt zu bringen, hat das französische Forschungsministerium mehrere Maßnahmen ergriffen. So erlaubt Artikel 48 des Gesetzes zur Finanzierung der Sozialversicherungen, Unternehmen, die Orphan-Arzneimittel entwickeln, oder Großhändler von Steuern und Abgaben zu befreien, die normalerweise von der Pharmaindustrie an die staatliche Krankenversicherung und die französische Gesundheitssicherheitsbehörde für Gesundheitsprodukte zu entrichten sind. Darunter fallen die Steuern auf Laboreinrichtungen, die zur Herstellung von Arzneimitteln benötigt werden, sowie die Steuern, die von den Labors an die französische Sicherheitsbehörde für Gesundheitsprodukte zu zahlen sind. Neben diesen steuerlichen Anreizen sollen durch unterstützende Maßnahmen die Forschung und Entwicklung vorangetrieben werden. Dazu hat das französische Ministerium für Forschung drei Programme ins Leben gerufen, für die in den Jahren 2001 und 2002 vom Staat über 100 Millionen Euro bereitgestellt wurden. Ein Projekt beschäftigt sich damit, Daten, die für die Erforschung der menschlichen Gene und ihrer Funktionen von Bedeutung sind, zu sammeln, zu validieren und an die entsprechenden Stellen weiterzuleiten. Mit einem weiteren Programm sollen wichtige Forschungsinitiativen zur Entschlüsselung des Genoms und seiner Bedeutung für das menschliche Leben unterstützt werden.

### 9.2.6 Großbritannien

Damit Medikamente für seltene Krankheiten schneller auf den britischen Markt kommen können, hat die Arzneimittelzulassungsbehörde den Lizenzierungsprozess durch eine Reihe von Maßnahmen vereinfacht:

---

[98] Hermanson, T., Senior Medical Officer - Ministry of Social Affairs and Health, Mail vom 28.11.2003

> Bereitstellung kostenloser wissenschaftlicher Beratung für Unternehmen
> Beschleunigte Bearbeitung der Marktzulassungsanträge
> Vereinfachte Dokumentation unter der Voraussetzung, dass die Wirksamkeit, Sicherheit und Qualität des Arzneimittels nicht gefährdet ist
> Gebührennachlass für Marktzulassungsanträge
> Reduzierung der Bearbeitungsgebühren

Außerdem sollen steuerliche Vorteile den Unternehmen eingeräumt werden, die in Forschung und Entwicklung von Pharmaka, Orphan Drugs eingeschlossen, investieren.[99]

## 9.2.7 Italien

Der italienische Staat hat keine besonderen Initiativen ergriffen, um die Forschung und Entwicklung von Orphan-Arzneimitteln zu erleichtern. Jedoch wurden einige Forschungsinitiativen von der staatlichen Krankenversicherung finanziert. Dabei handelt es sich unter anderem um neue Gentherapieansätze und um die Entwicklung innovativer Therapien. Darüber hinaus wurde ein italienisches Nationalregister für seltene Krankheiten erstellt.

## 9.2.8 Luxemburg

Die Regierung von Luxemburg selbst hat bisher keine Initiativen ergriffen, um die Verfügbarkeit von Orphan-Arzneimitteln zu fördern.[100] Sie arbeitet aber eng mit der Engelhorn-Stiftung für seltene Krankheiten zusammen und unterstützt diese aktiv.

## 9.2.9 Niederlande

Auf Empfehlung des Gesundheitsministeriums wurde im April 2001 das Steering Committee[101] für Orphan Drugs und Orphan Diseases gebildet. In diesem sind die Dachverbände von Patientenselbsthilfegruppen, Ärzten und Pharmaunternehmen vertreten. Zur Unterstützung und Koordination der Aktivitäten wurde ein eigenes Sekretariat eingerichtet. Die vorrangigste Aufgabe des Steering Committee ist, Informationen über seltene Leiden und Orphan Drugs zu sammeln und ein Verzeichnis mit den verschiedenen Krankheiten und der jeweiligen Patientenzahl in den Niederlanden zu erstellen. Das Committee soll für Unterneh-

---

[99] Smith, S., Department of Health, Mail vom 07.01.2004
[100] Mousty, R., Ministere De La Sante, Brief vom 03.12.2004
[101] Lenkungsausschuss

men Ansprechpartner bei Fragen zur Zulassung und zur europäischen Orphan-Drug-Verordnung sein. Das Gesundheitsministerium stellte dem Steering Committee von 2001 bis 2004 ein Jahresbudget von 450.000 Euro zur Verfügung. Im Jahr 2004 wurde entschieden, das Programm um zehn Jahre zu verlängern. Weiterhin wurde per Gesetz die Möglichkeit geschaffen, Medikamente von den Zulassungsgebühren zu befreien, wenn sie bereits in einem anderen EU-Staat als Orphan Drug zugelassen wurden. Voraussetzungen dafür sind, dass höchstens einer von 200.000 Niederländern von der Krankheit betroffen und das Leiden lebensbedrohlich ist oder zu schwerer chronischer Invalidität führen kann.[102] Bei der Schaffung von Steueranreizen für Orphan Drugs bezieht sich die niederländische Regierung auf die bestehenden gesetzlichen Regelungen für High-Tech-Firmen. Sie ermöglichen Betrieben, eine jährliche Steuervergünstigung auf die angefallenen Lohnkosten für Mitarbeiter im Forschungs- und Entwicklungsbereich geltend zu machen.[103] Voraussetzung ist, dass eine Bescheinigung zur Steuervergünstigung beim Wirtschaftsministerium beantragt wurde. Diese Regelung gilt auch dann, wenn Mitarbeiter anderer Einrichtungen[104] für ein Unternehmen Forschungs- und Entwicklungsarbeit im Bereich Orphan Diseases leisten. Außerdem ist es möglich, Verluste, die bei der Entwicklung von Orphan Drugs entstehen, mit den Gewinnen aus den drei vorangegangenen Jahren zu verrechnen.

### 9.2.10 Österreich

Das österreichische Arzneimittelgesetz ermöglicht es, bei Orphan Drugs, die bislang nicht im zentralen Zulassungsverfahren zugelassen wurden, auf Gebühren, wie sie zum Beispiel bei der Marktzulassung entstehen, zu verzichten. In diesem Fall muss für das entsprechende Arzneimittel bei den österreichischen Behörden ein offizieller Antrag gestellt werden. Dies ist aber nur möglich, wenn das öffentliche Gesundheitsinteresse an einer Marktzulassung erheblich größer ist als das des Antragstellers.

### 9.2.11 Portugal

Bis heute wurden keine nationalen Maßnahmen im Bereich Forschung, Entwick-

---

[102] Weely, S., Dutch National Steering Committee for Orphan Drugs, Mail vom 26.03.2004
[103] Bei Lohnkosten unter 68.000 Euro 40 Prozent, darüber 13 Prozent
[104] Universitäten, wissenschaftliche Einrichtungen

lung und Marktzulassung von Orphan-Medikamenten ergriffen. Seit 15. November 2001 liegt beim Gesundheitsministerium ein Verordnungsentwurf von INFARMED[105] vor. Darin wird vorgeschlagen, die Gebühren für die Marktzulassung von Orphan-Arzneimitteln oder Arzneimitteln, die als solche designiert werden könnten, um bis zu 50 Prozent zu reduzieren. Eine Umsetzung erfolgte bislang nicht.[106]

### 9.2.12 Schweden

Die nationale Arzneimittelbehörde wendet bei Orphan-Arzneimitteln die gleiche Gebührenreduzierungspolitik wie die EMEA an. Die Zulassungsgebühren und die jährlich anfallenden Gebühren für Orphan-Arzneimittel können um 50 Prozent reduziert werden; Protokoll-Assistenz wird kostenlos gewährt.[107] Pharmaka, die im Rahmen der klinischen Studien untersucht werden, müssen der Arzneimittelbehörde kostenlos zur Verfügung gestellt werden. Orphan Drugs können gemäß Artikel 11 des schwedischen Arzneimittelgesetzes von dieser Regelung befreit werden. Der Antrag dazu muss mit dem Genehmigungsantrag für die klinischen Studien eingereicht werden.[108]

### 9.2.13 Spanien

Die bestehende Gesetzgebung ermöglicht bereits eine schnelle Marktzulassung von Medikamenten mit großem therapeutischen Nutzen. Diese Regelung gilt auch für Orphan-Medikamente. Darüber hinaus berät die spanische Arzneimittelbehörde Forscher und Firmen bei der Durchführung von klinischen Studien für Orphan-Arzneimittel und schenkt der Genehmigung klinischer Studien besondere Aufmerksamkeit. Die Universität Autonoma de Barcelona erstellt Datenbanken, die Informationen über vorhandene Ressourcen, spezielle Referenzzentren und Informationen für Patienten, die an seltenen Krankheiten leiden, enthalten. Ziel ist es, eine frühzeitige Behandlung und die klinische Forschung zu unterstützen.

---

[105] Abkürzung für Instituto Nacional da Farmácia e do Medicamento
[106] Lopes, C., Technical Director - Apifarma, Mail vom 29.03.2004
[107] Westermark, K., Head of Clinical Trials Division, Medical Products Agency, Mail vom 01.04.2004
[108] Vgl. http://www.mpa.se/eng/lvfse/LVFSe_2003-6.shtml [15.02.2004]

## 9.2.14 Übersicht über die getroffenen Maßnahmen in den EU-Staaten

Wie Tabelle 3 zeigt, wurden bisher nur von einigen wenigen Staaten zusätzliche Maßnahmen ergriffen, obwohl sie von der EU im Gesetz ausdrücklich gefordert werden.

**Tabelle 3:** Zusammenfassende Übersicht über die nationalen Maßnahmen

| Land | Steuer-anreize | Gebühren-verzicht | Bera-tung | Beschleu-nigte Ge-nehmigung | Vereinfachte Dokumen-tation | For-schungs-förderung |
|---|---|---|---|---|---|---|
| Belgien | | + | | | | |
| Dänemark | | + | + | | | |
| Deutschland | | | | + | + | + |
| Finnland | | + | + | + | | + |
| Frankreich | + | | | | | + |
| Griechenland | | | | | | |
| Irland | | | | | | |
| Italien | | | | | | + |
| Luxemburg | | | | | | + |
| Niederlande | + | + | | | | + |
| Österreich | | + | | | | |
| Portugal | | | | | | |
| Schweden | | + | + | | | |
| Spanien | | + | + | | | + |
| GB | + | + | + | + | + | |

**Quelle:** eigene Tabelle, Daten in Anlehnung an Kapitel 9.2

Einige der von den Staaten durchgeführten Initiativen liegen bereits sehr lange zurück und haben auf die heutige Situation kaum mehr Auswirkungen. Bei einigen Maßnahmen entsteht der Eindruck, dass sie eher eine Alibifunktion erfüllen, als dass sie die Pharmaindustrie zu echten Initiativen oder zur Durchführung von innovativen Projekten auf dem Gebiet der Orphan-Drug-Forschung anregen.

# 10. Analyse der europäischen Orphan-Drug-Verordnung

Bereits im Juli 1998, ein Jahr bevor die europäische Orphan-Drug-Verordnung in Kraft trat, hat die Europäische Kommission einen Bericht veröffentlicht, in dem sie von folgender Entwicklung nach In-Kraft-Treten der Verordnung ausging:

**Tabelle 4:** Prognostizierte Entwicklung von Orphan Drugs in der EU

|                                          | 2000 | 2001 | 2002 | 2003 |
|------------------------------------------|------|------|------|------|
| Anträge zur Designation oder Zulassung   | 5    | 8    | 12   | 12   |

**Quelle:** eigene Tabelle, in Anlehnung an Europäische Kommission (1998), S. 21

Bereits im ersten Jahr erteilte die EMEA/Kommission 14 Designationen. Die Zahl lag damit 180 Prozent über der geschätzten. Auch in den folgenden Jahren übertraf die tatsächliche Entwicklung die Prognosen der Europäischen Kommission deutlich.

**Abb. 9:** Überblick über die erteilten Designationen von 2000 bis Mai 2006

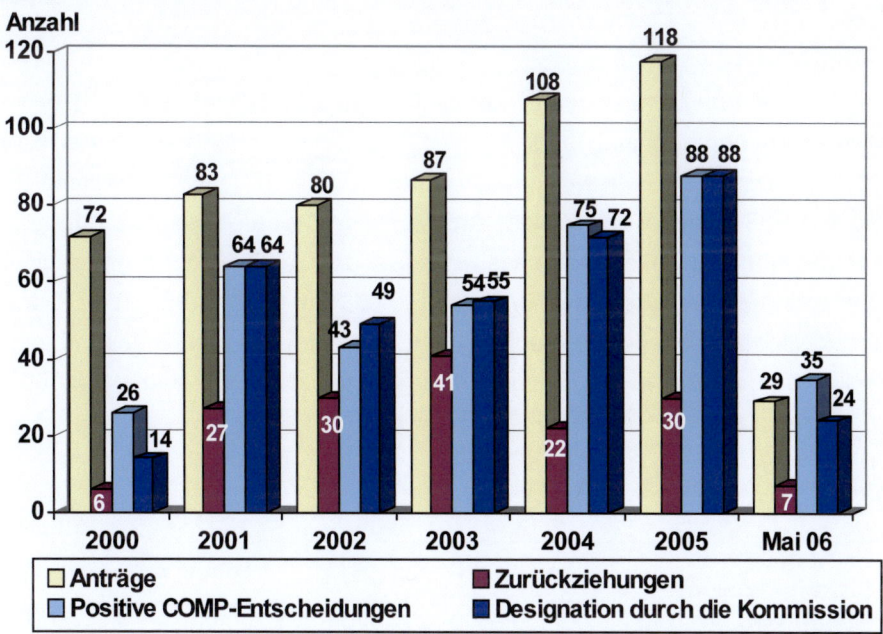

**Quelle:** eigene Abbildung, Daten vom COMP (2006), S. 2, 5

Interessant ist, dass bis November 2003 von 174 Designationen 119[109] unter Anwendung des Artikels 3b der europäischen Orphan-Drug-Verordnung erteilt wurden. Dieser erlaubt auch dann eine Designation, wenn der Investor nachweisen kann, dass sein Arzneimittel für die Betroffenen von erheblichem Nutzen ist und es bisher keine oder keine zufrieden stellende Behandlungsmethode in der EU gibt. Diese Möglichkeit zur Designation gibt es zur Zeit nur in der Europäischen Union. Ausschlaggebend für die Erteilung der 119 Designationen nach Artikel 3b waren folgende Kriterien:

➢ in 88 Fällen eine verbesserte Wirksamkeit
➢ in 8 Fällen eine verbesserte Sicherheit
➢ in 7 Fällen ein besserer Beitrag zur Versorgung der Patienten
➢ in 6 Fällen die verbesserte Wirksamkeit und Sicherheit
➢ in 5 Fällen die verbesserte Wirksamkeit und ein größerer Beitrag zur Versorgung der Patienten
➢ in 4 Fällen die verbesserte Sicherheit und ein größerer Beitrag zur Versorgung der Patienten
➢ in einem Fall die verbesserte Wirksamkeit, Sicherheit und ein größerer Beitrag zur Versorgung der Patienten

Die bei der Bearbeitung der Designationsanträge anfallenden Kosten und die durch Gebührenbefreiung entstehenden Einnahmeausfälle werden der EMEA durch spezielle Zuschüsse von der Europäischen Kommission erstattet. Die rechtliche Grundlage dafür bildet Artikel 7 der Orphan-Drug-Verordnung. Die Kommission ging davon aus, dass die durch die Gebührenbefreiung bedingten Mindereinnahmen pro Orphan Drug ca. 100.000 Euro betragen werden. Die voraussichtlich entstehenden Personal- und Sitzungskosten für die Bearbeitung eines Antrags wurden in der Planung für das erste Jahr ebenfalls mit 100.000 Euro veranschlagt.

**Tabelle 5:** Von der EU veranschlagte Finanzierungsmittel

| | 2000 | 2001 | 2002 | 2003 |
|---|---|---|---|---|
| **Personal- und Sitzungskosten** | 500.000 € | 708.000 € | 722.000 € | 736.000 € |
| **Gebührenbefreiung** | 500.000 € | 800.000 € | 1.200.000 € | 1.200.000 € |

**Quelle:** eigene Abbildung, Daten von Europäische Kommission (1998), S. 23

---

[109] Torrent-Farnell, J. (2003), COMP-Vorsitzender, Mitschrift Vortrag EPPOSI-Workshop.

Die Zuschüsse müssen für jedes Jahr im voraus von der EMEA bei der Europäischen Kommission beantragt werden. Zuviel bereitgestellte Gelder werden auf die Antragssumme des Folgejahres angerechnet.

**Abb. 10:** Spezieller EU-Beitrag für Arzneimittel für seltene Leiden

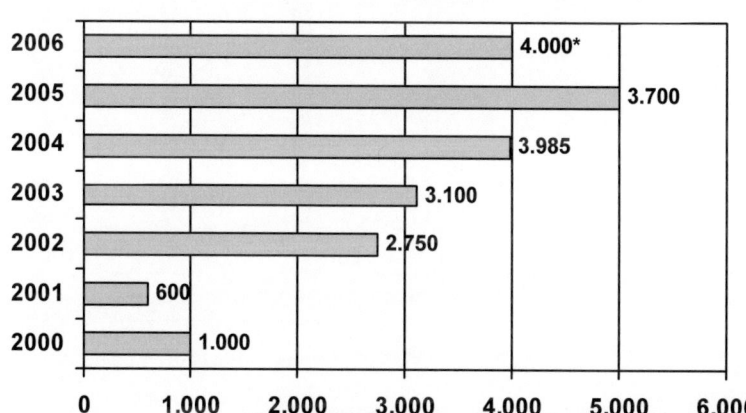

* geschätzte Summe laut Budgetplanungen der EMEA
**Quelle:** eigene Abbildung, Daten aus den Haushaltbudgets der EMEA für 2000 - 2005

Diese von der Kommission gewährten Gelder dienen ausschließlich dazu, die durch vollständigen oder teilweisen Gebührenverzicht[110] entstehenden Mindereinnahmen bei der EMEA auszugleichen. Weitere Kosten, die im Rahmen des Designationsprozesses anfallen, werden über das normale Budget der EMEA abgerechnet, das von der EU im Jahr 2006 mit 22 Millionen Euro bezuschusst wird.

Ein weiterer Anreiz der Orphan-Drug-Verordnung ist neben der Gebührenbefreiung die bevorzugte und schnelle Bearbeitung der Anträge im Vergleich zu *normalen Pharmaka*. Um dies zu erreichen, ist man bei der EMEA bestrebt, die Designation, die es nur bei Orphan Drugs gibt, in möglichst kurzer Zeit zu erteilen.[111]

---

[110] In den Bereichen: Protokoll-Assistenz, Marktzulassung, Inspektionen und jährliche Gebühren
[111] Faktisch spielt die schnellere Bearbeitungszeit nur eine nachgeordnete Rolle, da sie im Vergleich zu der Zeit, die zwischen dem Eintritt in die klinischen Studien und der Erhältlichkeit in den Apotheken vergeht, kaum ins Gewicht fällt.

**Abb. 11:** Durchschnittliche Bearbeitungszeit bis zur Designationserteilung

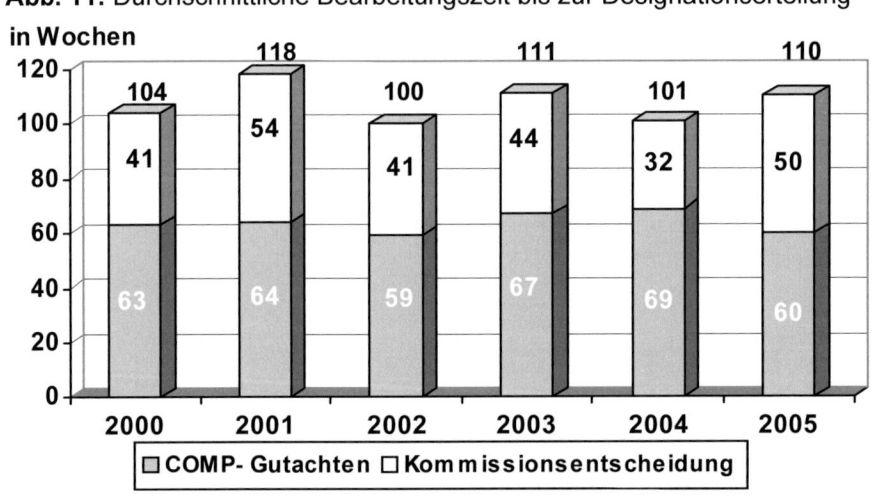

**Quelle:** eigene Abbildung, Daten aus den Jahresberichten der EMEA für 2000 - 2005

Bei der Bearbeitung von Zulassungsanträgen oder klinischen Studien können in den verschiedenen Phasen Fragen auftreten. In diesem Fall bietet die EMEA den Herstellern wissenschaftliche Beratung an.

**Abb. 12:** Wissenschaftliche Beratung und Unterstützung bei der Erstellung des Prüfplans im Jahr 2005

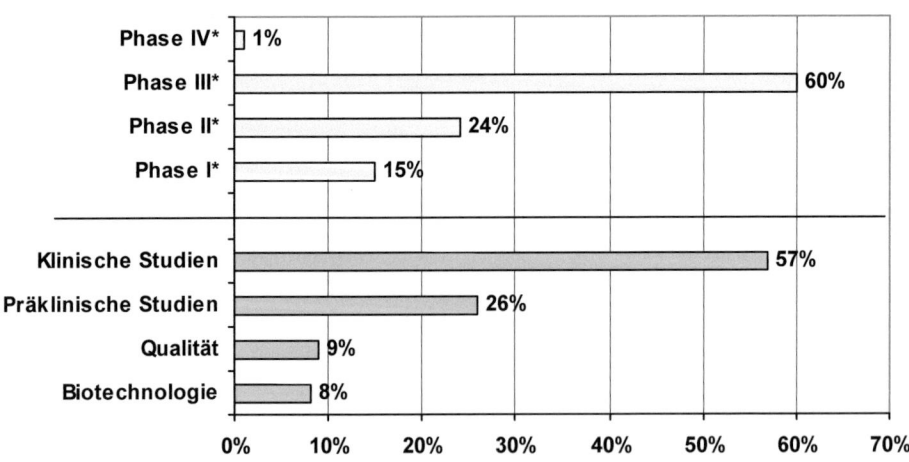

* Aufgliederung der klinischen Studien in die einzelnen Phasen
Die Zahlen beziehen sich auf alle abgeschlossenen Beratungen und Unterstützungen bei der Erstellung des Prüfplans durch die EMEA.
**Quelle:** eigene Abbildung, Daten aus dem Jahresbericht der EMEA für 2005, S. 22

**Abb. 13:** Wissenschaftliche Beratungen nach Themen von 2001 bis 2005

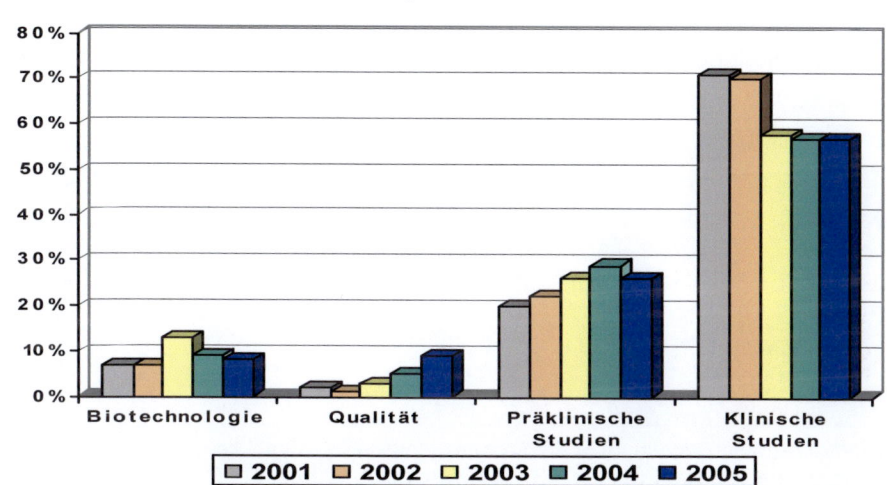

**Quelle:** eigene Abbildung, Daten aus den Jahresberichten der EMEA für 2000 - 2005

Wie Abbildung 13 zeigt, erfolgen die meisten Beratungen im Zulassungsab-schnitt der klinischen Studien, in welcher die Überprüfung des Wirkstoffes auf dessen Eignung als Medikament erfolgt.

**Abb. 14:** Wissenschaftliche Beratungen nach Phasen der klinischen Prüfung von 2001 bis 2005

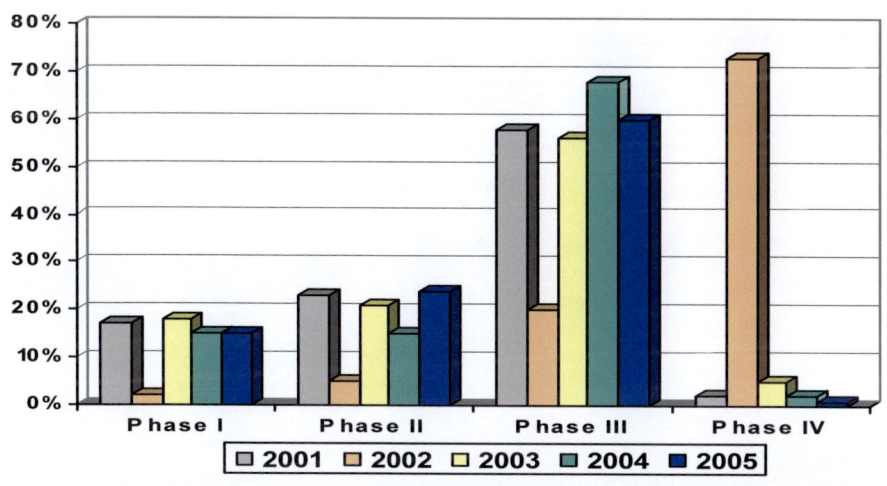

**Quelle:** eigene Abbildung, Daten aus den Jahresberichten der EMEA für 2000 - 2005

Bei den klinischen Studien konzentrieren sich die Fragen hauptsächlich auf die Phase III, in der an einer ausreichenden Anzahl von freiwilligen Patienten die deutliche Überlegenheit des Arzneimittels im Vergleich zu bisherigen Therapien nachgewiesen werden muss. Dies ist bei Orphan Diseases auf Grund der geringen Patientenzahl aber nicht möglich. Deshalb müssen die Hersteller bei der EMEA Ausnahmeregelungen beantragen. In vielen Fällen können durch eine Beratung die vorhandenen Probleme gelöst werden, wie Tabelle 6 zeigt.

**Tabelle 6:** Einfluss der wissenschaftlichen Beratung auf die Marktzulassung

| Jahr | Positives Ergebnis | Negatives Ergebnis |
|---|---|---|
| 1998-2001 | 19% | 8% |
| 2002 | 42% | 10% |
| 2003 | 53% | 17% |

Die Daten beziehen sich auf alle Arzneimittelzulassungen durch die EMEA.
**Quelle:** eigene Tabelle, Daten von Saint-Raymond, A. (2003), S. 20

Fasst man die Anzahl der Designationen nach Forschungsschwerpunkten zusammen, so fällt auf, dass die europäische Pharmaindustrie verstärkt auf dem Gebiet der Onkologie tätig ist. Die Unternehmen scheinen in diesem Bereich verstärkt zu forschen, da sie damit hohe Absatzzahlen und hohe Renditen erwarten.

**Abb. 15:** Designationen nach Therapiegebieten in Prozent im Jahr 2005

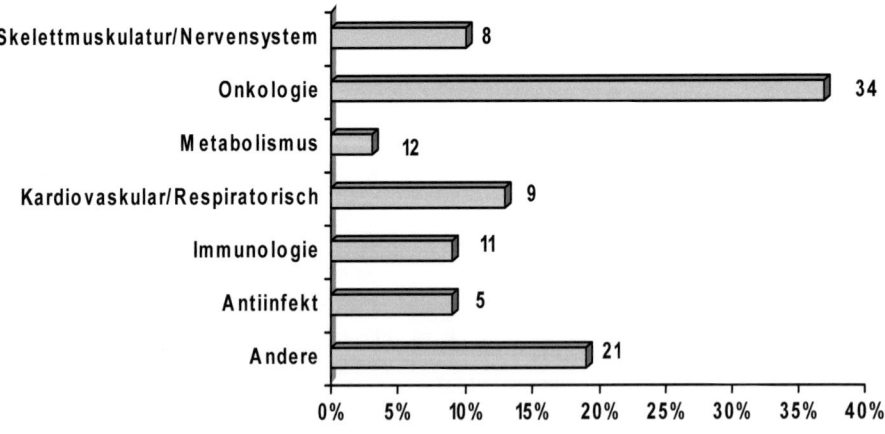

**Quelle**: eigen Abbildung, Daten von EMEA (2005), S. 19

Hohe Umsätze sind dann zu erwarten, wenn ein Wirkstoff, der nur für ein spezielles Krebsleiden entwickelt wurde und deshalb momentan zu den Orphan Drugs zählt, in Zukunft zur Behandlung anderer Krebsleiden eingesetzt werden kann.

**Abb. 16: Durch Krankheiten verlorene gesunde Lebensjahre in Europa und der Welt im Vergleich**

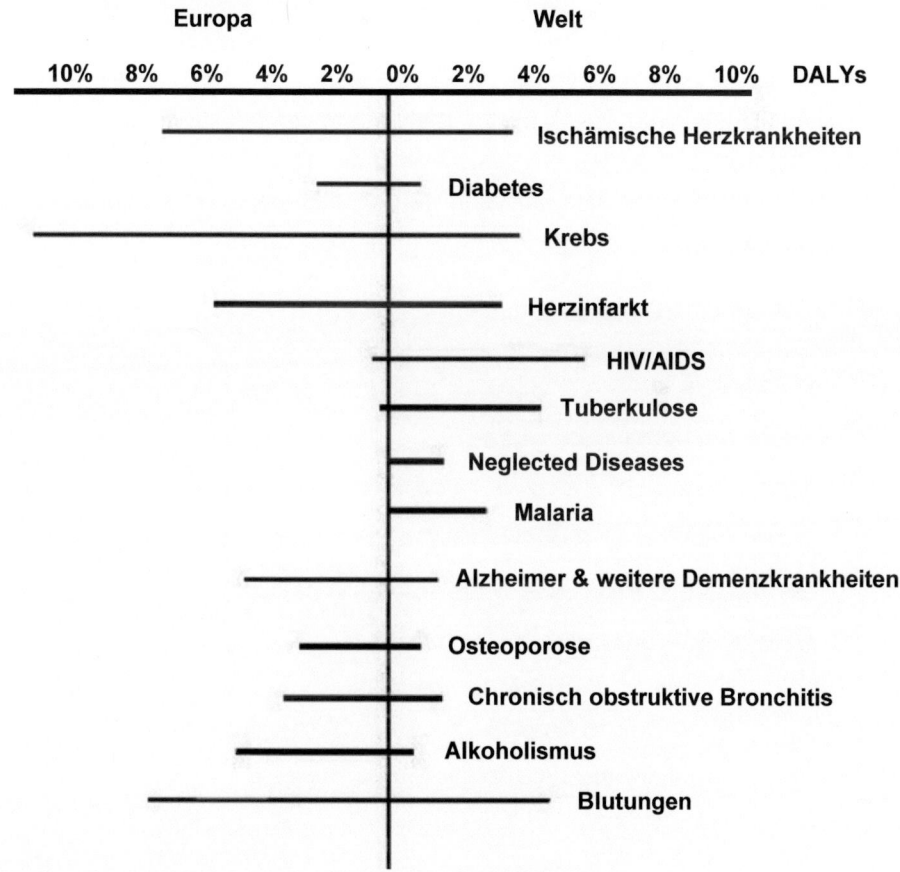

Quelle: eigene Abbildung, Daten aus Kaplan, W. (2004), S. 37

Die Erwartungen der Industrie könnten sich darauf stützen, dass, wie Abbildung 16 zeigt, Krebsleiden in Europa bereits heute für einen Großteil der durch Krankheiten verlorenen gesunden Lebensjahre verantwortlich sind. Viele Wissenschaftler gehen davon aus, dass Krebs ab dem Jahr 2020 die häufigste Todesursache in den Industrieländern sein wird. Deshalb konzentrieren sich die Forschungsinteressen der europäischen Pharmaindustrie bereits heute auf Krebs und weitere typische in den Industrieländern auftretende Krankheiten.

Seit dem In-Kraft-Treten der Orphan-Drug-Verordnung wurden bislang vierundzwanzig Medikamente auf dem europäischen Markt zugelassen. Mit fünfzehn Prozent haben die Orphan Drugs innerhalb des Beobachtungszeitraums von 2001 bis Juni 2006 einen beachtlichen Anteil an den gesamten Zulassungen durch die EMEA erreicht. Das ist ein Zeichen dafür, dass die Orphan-Drug-Verordnung der Industrie eine ganze Reihe positiver Anreize zur Entwicklung von Orphan Drugs bietet, wenn auch Patientengruppen und die Pharmaindustrie weitere Anreize befürworten würden.[112] Beim Vergleich der Zulassungszahlen sollte jedoch nicht außer Acht gelassen werden, dass es sich bei Orphan Drugs meist um Pharmaka mit einer neuen Wirkstoffgruppe handelt.

**Abb. 17:** In der EU zugelassene Orphan Drugs von 2001 bis Juni 2006

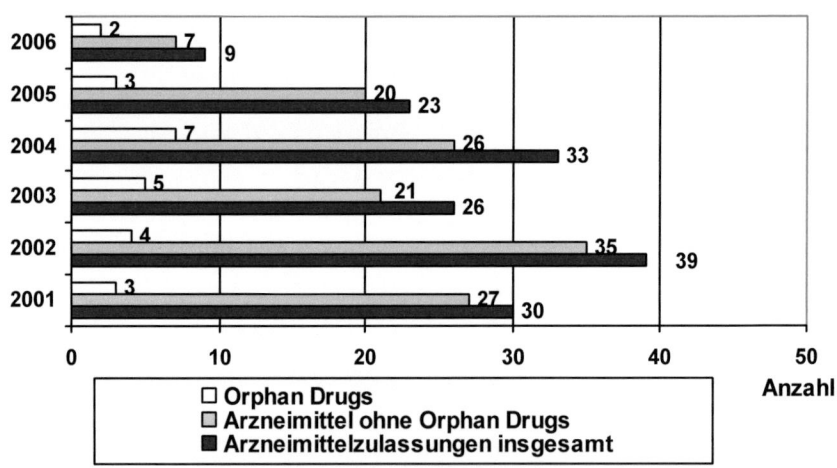

**Quelle:** eigene Abbildung, Daten von Europäische Kommission, DG Enterprise, Pharmacos (06.2006)

Eine Zulassung durch die EMEA bedeutet aber noch nicht, dass das Medikament in allen EU-Mitgliedsländern sofort für die Patienten in den Apotheken erhältlich ist. Denn auf Grund des föderalen Aufbaus der EU sind die Regelungen für die Kostenerstattung bei Arzneimitteln in den einzelnen Ländern nicht gleich.

---

[112] Vgl. Europäische Kommission (2006), S. 1 - 2

In Preisverhandlungen zwischen den Herstellern und den jeweils zuständigen Behörden muss erst der nationale Preis festgelegt werden. In vielen EU-Staaten wird dafür ein Referenzpreissystem angewandt, wobei nach unterschiedlichen Kriterien vorgegangen wird. Bei einer Variante wird als Preis der Durchschnittspreis von allen oder von einigen ausgewählten EU-Staaten genommen. Manche Staaten nehmen den zur Zeit niedrigsten Preis aller EU-Länder oder den niedrigsten Preis von einer Anzahl ausgewählter EU-Staaten. Während in Deutschland Orphan Drugs durchschnittlich 35 Tage nach Zulassung durch die EMEA in den Apotheken verfügbar sind, dauert es in Portugal mit durchschnittlich 212 Tagen mehr als sechsmal so lang, bis die Medikamente erhältlich sind. Das widerspricht dem Gedanken der Orphan-Drug-Verordnung, die vorsieht, dass Arzneimittel möglichst schnell für die Patienten verfügbar sein sollen.

**Tabelle 7:** Erhältlichkeit der ersten fünf in der EU zugelassenen Orphan Drugs und die Preisbildung

| Land | Erhältliche Orphan Drugs | Durchschnittliche zeitliche Verzögerung in Tagen | | Durchschnitts-preis |
|---|---|---|---|---|
| Portugal | 5 | 212 | (N=2) | 100%(N=2) |
| Spanien | 4 | 169 | (N=4) | 115%(N=4) |
| Italien | 4 | 97 | (N=2) | 124%(N=3) |
| Schweden | 5 | 97 | (N=5) | 129%(N=5) |
| Großbritannien | 5 | 94 | (N=5) | 130%(N=4) |
| Frankreich | 5 | 134 | (N=5) | 130%(N=5) |
| Niederlande | 5 | 202 | (N=5) | 130%(N=5) |
| Irland | 2 | 99 | (N=2) | 142%(N=2) |
| Dänemark | 4 | 59 | (N=4) | 156%(N=4) |
| Finnland | 3 | 124 | (N=3) | 166%(N=2) |
| Belgien | 1 | - | | 173%(N=1) |
| Österreich | 5 | 64 | (N=4) | 178%(N=5) |
| Deutschland | 3 | 35 | (N=3) | 179%(N=3) |
| Griechenland | 3 | 81 | (N=2) | 186%(N=3) |
| Luxemburg | 1 | 68 | (N=1) | 201%(N=1) |

N = Anzahl der berücksichtigten Orphan Drugs
**Quelle:** EMEA (2003b), S. 63

Nachdem die europäische Orphan-Drug-Verordnung erst kurze Zeit in Kraft ist, kann eine genauere Analyse ihrer Auswirkungen auf Industrie und Forschung zum jetzigen Zeitpunkt noch nicht endgültig erfolgen. Tabelle 8 soll nur einen Überblick über die Aktivitäten in den ersten sechs Jahren geben.

**Tabelle 8:** Überblick über die Aktivitäten in der EU von 2000 bis Juni 2006

| | Anzahl/Betrag |
|---|---|
| Eingereichte Anträge | 577 |
| Zurückziehungen | 163 |
| Designationen durch Kommission | 366 |
| **10jährige Marktexklusivität** | |
| Zugelassene Orphan Drugs | 21 |
| Indikationserweiterungen bei Orphan Drugs | 3 |
| **Gewährte Gebührenreduzierungen nach den Hauhaltsbudgets der EMEA** | |
| 2006 | 4.000.000 €* |
| 2005 | 5.000.000 € |
| 2004 | 3.988.700 € |
| 2003 | 2.814.000 € |
| 2002 | 2.408.000 € |
| 2001 | 1.297.500 € |
| 2000 | 1.000.000 € |

* geschätzte Summe laut Budgetplanungen der EMEA
**Quelle:** eigene Tabelle; Daten aus den Haushalten der EMEA von 2000 - 2006; Jahresberichten der EMEA von 2000 - 2005

Auffallend ist, dass von 577 eingereichten Anträgen über ein Viertel wieder zurückgezogen wurde. Dies könnte einerseits bedeuten, dass viele Investoren gerne in den Genuss des Orphan-Drug-Status kommen möchten, andererseits aber auch, dass die Anträge im COMP sehr genau geprüft werden. Ein Teil der Ablehnung erfolgt, weil die durch das Gesetz vorgegebene Prävalenzzahl überschritten wird oder weil der Nachweis nicht gelingt, dass mit dem Medikament nicht genügend Gewinne erzielt werden können, um die Investitionen zu decken.

# 11. Orphan Drug Rules in den USA, in Japan und in Australien

Lange vor Europa hatten bereits die USA, Japan und Australien eine Orphan Drug Rule verabschiedet. Die teilweise unterschiedlichen Regelungen haben in diesen Ländern bei der Industrie verschieden starke Aktivitäten ausgelöst. Um die Orphan-Drug-Verordnung der Europäischen Union im internationalen Vergleich betrachten zu können, soll in diesem Kapitel auf die gesetzlichen Regelungen in den USA, in Japan und in Australien eingegangen werden. In den Vereinigten Staaten gibt es das US-Orphan-Drug-Act schon seit über zwanzig Jahren, in Japan seit über zehn Jahren und in Australien seit über sieben Jahren; in diesen Ländern können deshalb nicht nur kurz- und mittelfristige Tendenzen, sondern auch langfristige Effekte des Orphan-Drug-Gesetzes betrachtet und analysiert werden.

## 11.1 Orphan Drug Act der Vereinigten Staaten von Amerika

Ende der 70er Jahre wuchs in der breiten Öffentlichkeit der Wunsch nach angemessenen Arzneimitteln zur Behandlung seltener Krankheiten. Deshalb wandten sich die Betroffenen und deren Interessenverbände, wie die National Organisation of Rare Disorders, an den US-Kongress und baten um Unterstützung. Im Jahr 1982 verabschiedete der Kongress das US-Orphan-Drug-Act, welches in das US Federal Food, Drug and Cosmetic Act aufgenommen wurde. In Kraft trat das modifizierte US Federal Food, Drug and Cosmetic Act am 4. Januar 1983 mit der Unterzeichnung durch den damaligen Präsidenten Ronald Reagan.[113]

### 11.1.1 Entwicklung des Gesetzes

Im Gesetzestext selbst wird der Begriff *Orphan Drug* nicht erwähnt, dieser verweist nur auf Arzneimittel zur Behandlung seltener Krankheiten. In der ursprünglich verabschiedeten Fassung wurde von den Unternehmen lediglich verlangt, nachzuweisen, dass sie mit dem Arzneimittel die Forschungs-, Entwicklungs- und Vermarktungskosten nicht erwirtschaften können. Auf Grund der gesammelten Erfahrungen wurde in den Jahren 1984, 1985, 1988, 1990 und 1992 das Gesetz mehrfach ergänzt beziehungsweise modifiziert. Bei der ersten Änderung im Jahr 1984 wurde eine Prävalenzzahl zur besseren Eingrenzung von seltenen

---

[113] Vgl. StratCare (1999), S. 19

Leiden eingeführt. Seitdem zählen zu den *Rare Diseases* nur noch Krankheiten, von denen

➢ weniger als 200.000 Personen in den USA betroffen sind,

➢ zwar über 200.000 Personen in den USA betroffen sind, es aber keine begründete Aussicht gibt, dass die Entwicklungs- und Distributionskosten für dieses Arzneimittel durch den Verkauf in den USA erwirtschaftet werden können.[114]

Bei der Festlegung dieser Prävalenzzahl orientierte man sich an der Verbreitung von Narkolepsie[115] und Multipler Sklerose in der US-Bevölkerung. Die Zahl 200.000 entspricht einem Anteil von 75 pro 100.000 US-Einwohnern. In einer weiteren Modifizierung im Jahr 1985 wurde die Marktexklusivität auf Arzneimittel, die patentiert werden können, ausgedehnt. Eine erneute Gesetzesänderung, die im Jahr 1988 durchgeführt wurde, betraf folgende Punkte:

➢ Die Antragstellung für die Designation muss vor der Antragstellung zur Einreichung der Marktzulassung erfolgt sein, egal ob es sich um eine Lizenz für ein neues Arzneimittel oder ein biologisches Produkt handelt.

➢ Unternehmen, die die Versorgung mit einem Orphan-Arzneimittel einstellen, müssen das mindestens ein Jahr vorher der FDA[116] melden.

➢ Forschung auf den Gebieten medizinisches Gerät und Heilnahrung[117], aber nicht deren Designation als Orphan Produkte kann bezuschusst werden.

Im Jahr 1990 erfolgte eine Ergänzung des Safe Medical Devices Act[118]. Sie erlaubt es der FDA, medizinisches Gerät, das zur Behandlung von weniger als 4.000 Personen eingesetzt wird, von den Durchführungsnormen und Vormarktzulassungsanforderungen zu befreien.

Nach den bisherigen Regelungen war es möglich, dass Arzneimittel mit der gleichen Indikation, aber von unterschiedlichen Herstellern von der FDA eine Orphan-Designation erhielten. Die im Gesetzestext erwähnte *Sameness* oder *relative Gleichheit* von Pharmaka ist in der Praxis schwer abzugrenzen, da sich die Arzneimittel oftmals nur in einzelnen Molekülteilen oder Wirkstoffgruppen, die aber für ihre Wirkung sehr wesentlich sein können, unterscheiden. Deshalb

---

[114] Vgl. Verband Forschender Arzneimittelhersteller (2002), S. 7
[115] Erkrankung der Schlaf-Wach-Regulierung
[116] Abkürzung für Food and Drug Administration
[117] Medizinisch erforderliche Ernährung
[118] Gesetz medizinisches Gerät betreffend

wurde im Jahr 1992 das Gesetz in diesem Punkt ergänzt. Seitdem gilt: Hat ein Orphan-Arzneimittel die Marktexklusivität erhalten, kann kein weiteres Arzneimittel mit dieser Indikation auf den Markt gebracht werden, auch wenn beide die Designation zum Orphan-Arzneimittel erhalten haben. Das Medikament, das als erstes zugelassen wurde, erhält Marktexklusivität für den amerikanischen Markt. Von dieser Regelung wird nur abgewichen, wenn das neue Arzneimittel dem alten, das bereits die Marktexklusivität hat, klinisch überlegen ist. Klinische Überlegenheit ist dann gegeben, wenn ein Arzneimittel entweder wirksamer[119] oder sicherer ist oder auf andere Art und Weise einen besseren Beitrag zur Behandlung von Patienten leistet. Keine separate Designation erhält ein Orphan-Arzneimittel, wenn es sich von einem anderen nur in der Darreichungsform[120] unterscheidet.

Im Jahr 1994 wurde eine weitere Ergänzung, mit der die siebenjährige Marktexklusivität neu geregelt werden sollte, vorgeschlagen:

➢ Die Marktexklusivität wird für die ersten vier Jahre gewährt, wenn die Patientenzahl 200.000 nicht übersteigt.

➢ Die Marktexklusivität für die restlichen drei Jahre bleibt nur dann bestehen, wenn das Unternehmen nachweisen kann, dass das Arzneimittel nur begrenztes wirtschaftliches Gewinnpotential hat.

Diese Ergänzung wurde zwar über längere Zeit in den Ausschüssen diskutiert, aber es kam zu keiner Abstimmung im US-Repräsentantenhaus.

## 11.1.2 Verwaltung

Nachdem feststand, dass das Orphan Drug Act im Jahr 1983 in Kraft treten wird, wurde bereits im Jahr 1982 das Office of Orphan Products Development (OOPD) bei der FDA eingerichtet. Bei diesem können sich Unternehmen über die notwendigen Schritte für einen Designationsantrag beraten lassen. Darüber hinaus ist es zuständig für die Designation zum Orphan-Medikament und die Überprüfung und Bewertung der für das Zuschussprogramm eingereichten Anträge, nicht aber für die Vergabe von Produktlizenzen. Dafür ist, genauso wie für die übrigen Pharmaka, das Center for Drug Evaluation and Research oder das Center for Biologics Evaluation and Research zuständig.

---

[119] Vorzugsweise durch vergleichende klinische Studien nachzuweisen
[120] Tabletten, Lösungen, Sprays, Kapseln, Dragees, Lösungen, Suspensionen, Emulsionen, Ampullen, Tropfen, Gel, Saft, Puder

## 11.1.3 Anreize

Das Orphan Drug Act bietet Pharmaunternehmen eine ganze Reihe von Anreizen zur Entwicklung und zum Vertrieb von Orphan-Arzneimitteln. Diese sind:

➢ Marktexklusivität

Paragraph 527 des Orphan Drug Act sichert dem ersten Unternehmen, welches die Marktzulassung für ein designiertes Orphan-Arzneimittel erhält, ein siebenjähriges Alleinvertriebsrecht[121] zu. Das Alleinvertriebsrecht gilt nur für die Indikation, für die das Orphan-Arzneimittel designiert und zugelassen wurde.

➢ Unterstützung bei der Erstellung des Prüfplans

Das Gesetz bietet Herstellern von Orphan Drugs, wenn es gewünscht wird, bei der Erstellung des Prüfplans formelle Unterstützung an. Die Koordination übernimmt das Office of Orphan Products Development. Für die Unterstützung ist das Center for Drug Evaluation and Research oder das Center for Biologics Evaluation and Research zuständig.

➢ Gebührenbefreiung

Orphan-Arzneimittel sind von den Gebühren[122], die bei der Überprüfung des Marktzulassungsantrags durch die FDA erhoben werden, befreit, nicht aber von den Gebühren, die an der Produktionsstelle anfallen.

➢ Steuergutschriften für klinische Studien

Den Herstellern von Orphan Drugs kann eine Steuergutschrift von bis zu 50 Prozent der Forschungskosten gewährt werden.[123] Zuständig dafür ist der US Internal Revenue Service.

➢ Zuschüsse

Direkte Kosten, die im Zusammenhang mit klinischen Studien entstehen, können für eine Dauer von bis zu drei Jahren mit einem jährlichen Höchstbetrag von 200.000 US-Dollar bezuschusst werden. Das verfügbare Jahresbudget beträgt zwölf Millionen US-Dollar. Das Office of Orphan Products Development überprüft die eingereichten Anträge, die dann zur weiteren Bearbeitung an die dafür zuständigen Gremien übergeben werden.

---

[121] Der US-Gesetzgeber ging davon aus, dass der Patentschutz für Arzneimittel zwar zwanzig Jahre beträgt, nach Marktzulassung den Herstellern aber meist nur mehr sieben Jahre effektiver Schutz zur Vermarktung verbleiben.

[122] Zur Zeit belaufen sich diese Gebühren, die Arzneimittelhersteller normalerweise zu bezahlen haben, auf 573.500 US-Dollar.

[123] Vgl. StratCare (1999), S. 27

➢ Geistiges Eigentum

Stimmt die FDA zu, kann das geistige Eigentum an einem designierten Orphan-Arzneimittel auf andere übertragen werden.

➢ Umweltverträglichkeit

Dem Antrag auf Erteilung einer Produktlizenz als Orphan-Arzneimittel muss lediglich ein verkürzter Umweltverträglichkeitsbericht beigelegt werden.

➢ Vorrangige Evaluierung

Normalerweise erhält ein Orphan-Arzneimittel keine besondere Priorität und wird vom Center for Drug Evaluation and Research oder Center for Biologics Evaluation and Research wie jedes andere Produkt behandelt. Priorität wird nur dann gewährt, wenn es sich um ein Arzneimittel mit einer neuen Moleku-larstruktur handelt oder wenn es einen größeren therapeutischen Nutzen verspricht. Dies gilt auch, wenn es sich um neue Therapien handelt, mit denen Menschen mit lebensbedrohenden Krankheiten und schwerer Invalidität behandelt werden können, und wenn keine andere Erfolg versprechende Therapiemöglichkeit besteht. Die meisten Orphan-Arzneimittel qualifizieren sich auf Grund dieser Regelung.

➢ Kürzere Zulassungszeiten

Zulassungsanträge für Arzneimittel gegen ernsthafte und lebensbedrohende Krankheiten werden bevorzugt überprüft.[124]

## 11.1.4 Verlust der Marktexklusivität

Die FDA kann die Marktexklusivität widerrufen, wenn der Hersteller nicht in der Lage ist, das zugelassene Arzneimittel zu liefern. Um die Versorgung der Erkrankten sicherzustellen, kann die FDA die Marktexklusivität auf ein anderes gleiches Produkt übertragen. Die FDA hat jedoch keine Handhabe, die Exklusivität abzuerkennen, wenn das Arzneimittel zu große Gewinne erzielt. Dazu vorgeschlagene Änderungen wurden bisher nicht ins Gesetz aufgenommen.

## 11.1.5 Erforderliche Studien nach der Marktzulassung

Nach der Marktzulassung hat der Hersteller Studien über die Risiken, Gewinne und den Nutzen seines Arzneimittels zu erstellen. In der Phase IV hat der Investor Studien zur Therapieoptimierung und Anwendungsbeobachtungen über die Langzeit-Toxizität durchzuführen.

---

[124] Vgl. http://www.fda.gov/orphan/oda.htm [10.12.2003]

### 11.1.6 Betrachtung der Unternehmenstypen, Designationen, Zulassungen und Therapiegebiete aus statistischer Sicht

Der größte Teil der zugelassenen Orphan Drugs in den USA stammt von kleineren und mittleren Pharmakonzernen. Das Interesse der großen Pharmakonzerne hält sich – trotz der vergleichsweise hohen Forschungsbudgets – eher in Grenzen. Einen relativ geringen Anteil haben die so genannten *Orphan-Drug-Unternehmen*, obwohl sich gerade diese auf die Herstellung von Orphan-Arzneimitteln spezialisiert haben.

**Abb. 18:** Aufteilung der 173 auf dem Markt erhältlichen Orphan-Arzneimittel nach Unternehmenstypen bis zum Jahr 1999

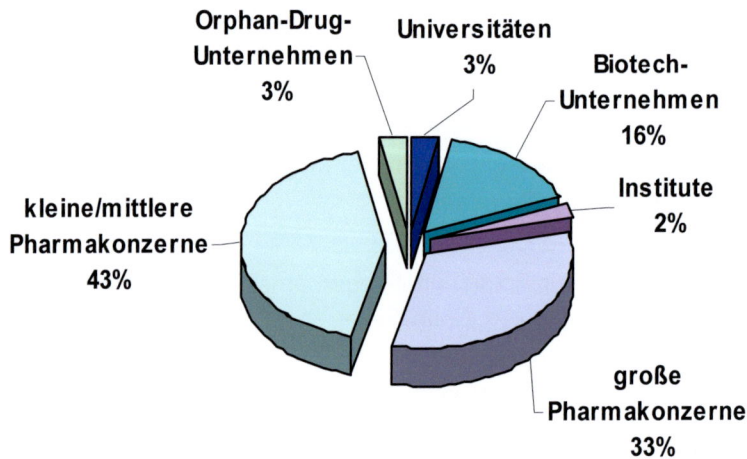

**Quelle:** StratCare (1999), S. 10

In den Jahren 1983 bis 2003 wurden im Durchschnitt jährlich 63 Medikamente designiert. Nach einem stetigen Aufwärtstrend in den ersten acht Jahren erfolgte ein leichter Rückgang der Designationen. In den Jahren 1992 bis 2002 schwankten diese zwischen 56 und 76 Designationen. Seit 2003 ist wieder eine steigende Tendenz zu verzeichnen, wie die folgende Abbildung 19 zeigt.

In die Zeit des Aufschwungs fiel auch die rasant fortschreitende Entschlüsselung des menschlichen Genoms. Viele Orphan Diseases sind genetisch bedingt und beruhen auf fehlenden oder fehlerhaften Enzymen. Die Gentechnologie ermöglicht es, biotechnologisch Enzyme herzustellen, die bisher nur mit großem Geldaufwand synthetisiert werden konnten. Dieser Innovationsschub könnte sich positiv auf die Entdeckung neuer Wirkstoffe ausgewirkt haben. Die Ursache für den leichten Rückgang in den Jahren 1992 bis 1997 könnte die in dieser Zeit aufkommende Debatte über eine Neuregelung der Marktexklusivität gewesen sein. Nachdem eine Änderung ausblieb, stiegen die Designationen langsam wieder an.

**Abb. 19:** Anzahl der jährlichen Designationen von 1983 bis Mai 2006

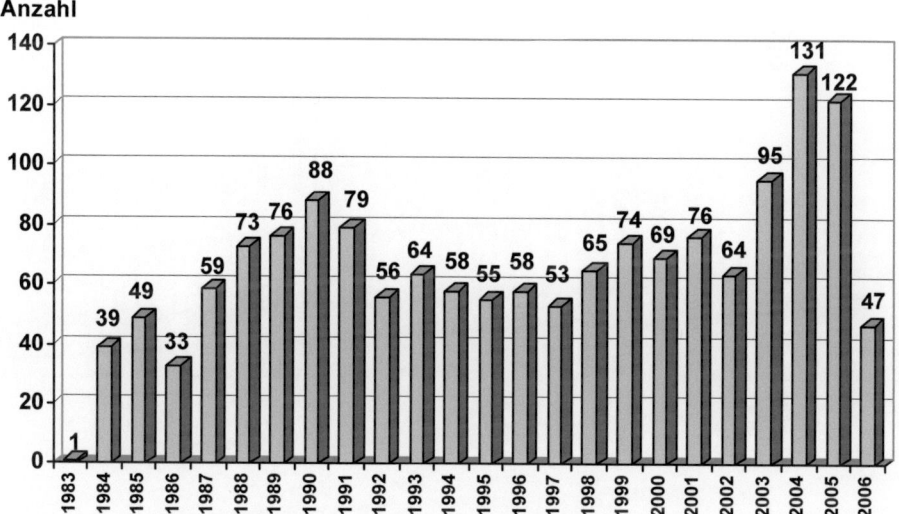

**Quelle:** eigene Abbildung, Daten von der FDA (2006), Stand: 20.05.2006

In den zehn Jahren vor In-Kraft-Treten des Orphan Drug Act wurden lediglich zehn Produkte auf den Markt gebracht, die nach heutiger Definition als Orphan Drugs gelten würden.[125] In den ersten zehn Jahren nach Einführung des Gesetzes wurden 87 Orphan Drugs zugelassen. Dies beweist die Bedeutung des Orphan Drug Acts wie auch die Effektivität der damit verbundenen Anreize. Auffällig ist jedoch der gravierende Unterschied zwischen Designationen und Marktzulassungen.

In den 24 Jahren des Orphan Drug Acts wurden 1584 Designationen, aber nur 277[126] Zulassungen durch die FDA erteilt, was einem Anteil von etwa 17 Prozent

---

[125] Vgl. http://www.healthcare-nrw.org/de/p20011127.htm [02.04.2004]
[126] In dieser Zahl sind sieben Pharmaka berücksichtigt, die zwar designiert wurden und damit den

entspricht oder einer Zulassung von etwa 10 Produkten pro Jahr. Bei den Unternehmen scheinen zwar ausreichend Ideen und umfangreiches Wissen zur Herstellung neuer Wirkstoffe vorhanden zu sein, die Betriebe wagen es aber nicht, unter den gegenwärtigen Marktbedingungen ihre Produkte auf den Markt zu bringen.

**Abb. 20:** Anzahl der jährlichen Marktzulassungen von 1983 bis Mai 2006

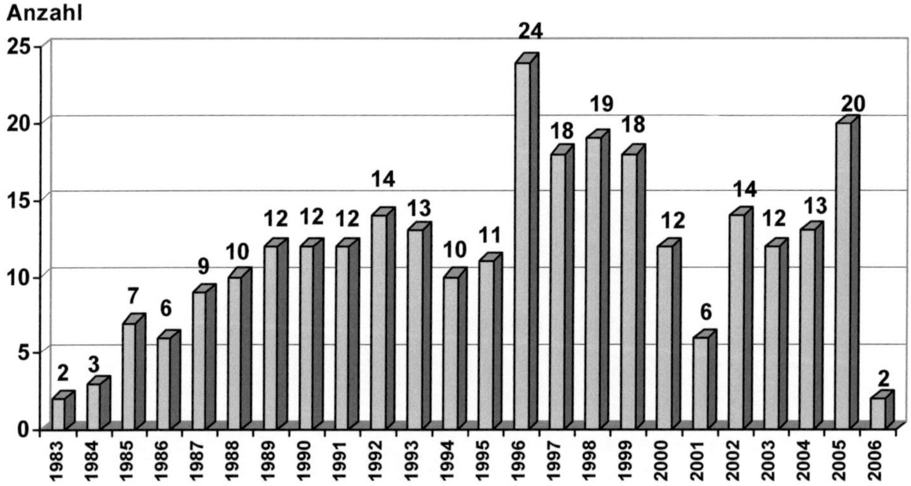

**Quelle:** eigene Abbildung, Daten von der FDA (2006), Stand: 20.05.2006

Viele Unternehmen sehen trotz der Anreize durch das Orphan Drug Act immer noch nicht die Chance, die weiteren bis zu einer Marktzulassung anfallenden Kosten zu amortisieren und in einem wirtschaftlich angemessenen Zeitraum den Break-Even-Point zu erreichen. Die Unternehmen zeigen jedoch ein sehr großes Interesse an der Designation eines entwickelten Wirkstoffes zum Orphan Drug, da sie sich damit das siebenjährige Alleinvertriebsrecht sichern, egal wann die Marktzulassung erfolgt. Denn das einmal erworbene siebenjährige Alleinvertriebsrecht bleibt so lange bestehen, bis eine andere Firma für die gleiche Indikation einen Wirkstoff entwickelt, der sicherer beziehungsweise wirksamer ist.

Orphan-Drug-Status besitzen, aber von der FDA nicht die siebenjährige Marktexklusivität erhielten. Der Grund dafür war, die FDA hatte bereits anderen Pharmaka für die jeweilige Indikation Marktexklusivität erteilt.

**Tabelle 9:** Designationen nach Therapiegebieten

| Therapiegebiet | Anzahl | Therapiegebiet | Anzahl |
|---|---|---|---|
| Onkologie | 547 | Neonatologie | 42 |
| Hämatologie | 292 | Kardiologie | 40 |
| Pädiatrie | 290 | Arzneikunde/Toxikologie/ Vergiftung | 33 |
| Infektionskrankheiten | 239 | Ernährung | 31 |
| Neurologie | 232 | Sichelzellenanämie | 27 |
| Genetik | 199 | Gefäße | 25 |
| Aids | 144 | Rheumatologie | 24 |
| Lunge | 143 | Tropische Krankheiten | 23 |
| Gastroenterologie und Leber | 142 | Oto-Laryngologie/Kopf und Nacken | 20 |
| Geriatrie | 134 | Schmerzen | 18 |
| Immunologie | 133 | Verbrennungen | 17 |
| Metabolismus | 119 | Gentherapie | 15 |
| Endokrinologie | 96 | Analgetika, Anästhesiologie | 13 |
| Dermatologie | 95 | Orthopädie | 10 |
| Transplantationen | 93 | Lasertherapie | 8 |
| Ergänzungsstoffe | 68 | Drogenmissbrauch | 7 |
| Geburtshilfe & Frauenheilkunde | 67 | Psychiatrie | 6 |
| Nephrologie | 62 | Medizintechnisches Gerät | 5 |
| Ophthalmologie | 52 | Zahnmedizin | 4 |
| Radiologie | 50 | medizinische Nahrungsmittel | 2 |
| Urologie | 46 | Neurochirurgie | 2 |

**Quelle:** eigene Abbildung, Daten von Moses, M. (2003), Stand: 09.12.2003

Das Orphan Drug Act trat 1983 in Kraft. In den zehn Jahren davor wurden, wie bereits erwähnt, 10 Orphan Drugs auf den Markt gebracht, in den ersten zehn Jahren nach dem In-Kraft-Treten aber 87. Dies bedeutet eine Steigerung um 870 Prozent und spricht dafür, dass das Orphan Drug Act ein Schritt in die richtige Richtung war und positive Akzente gesetzt hat. Dass aber nur 18 Prozent der designierten Wirkstoffe bisher zugelassen wurden, deutet darauf hin, dass Teilen der Wirtschaft die Fördermaßnahmen noch nicht weit genug gehen. Vielleicht liegt es aber auch nur daran, dass die Unternehmen die erzielbaren Umsätze als nicht groß genug einschätzen. Wie Tabelle 9 zeigt, konzentrieren sich die Interessen der Pharmakonzerne auf bestimmte Spezialgebiete. Das sind zum Teil Krankheiten, von denen es viele Varianten gibt, wie zum Beispiel Krebs, und die in ihrer Gesamtheit von den Menschen als für sie lebensbedrohlich angesehen werden, oder Krankheiten, die in der Bevölkerung starke Emotionen hervorrufen, wie zum Beispiel AIDS; nicht selten sind es auch Krankheiten, von denen bekannte Persönlichkeiten betroffen sind und die deshalb in den Mittelpunkt des medialen Interesses rücken. Auf die Vielzahl der anderen Krankheiten richten sich wahrscheinlich nur deshalb keine bedeutenden Forschungsaktivitäten, weil sie *einfach nur selten* vorkommen, eine geringe Lobby haben und sich mit ihnen kaum Gewinne erzielen lassen.

## 11.2 Orphan Drug Rule Japans

Japan war im Jahr 1993 das zweite Land, das nach den USA ein Programm zur Förderung seltener Krankheiten ins Leben rief. Das Programm basiert in weiten Teilen auf dem der Vereinigten Staaten von Amerika.

### 11.2.1 Gesetzliche Regelungen

Die Kriterien für die Designation eines Wirkstoffes zum Orphan-Medikament sind in Artikel 77 (2) des japanischen Arzneimittelgesetzes wie folgt festgelegt:

➢ Die Zahl der Erkrankten, für die das Medikament auf den Markt gebracht werden soll, darf in Japan nicht über 50.000 liegen. Die Unterschreitung dieser Präferenzzahl sollte nicht erst dadurch erreicht werden, dass Antragsteller Krankheiten neu klassifizieren.

➢ Die Krankheit, für die das Pharmakon entwickelt wurde, muss schwerwiegend und lebensbedrohend sein.

➢ Es muss ein besonders hoher Grad an medizinischer Notwendigkeit gegeben sein, und auf dem Markt darf es zum Zeitpunkt der Ausweisung kein Alternativmedikament geben.

➢ Die Wirksamkeit und Sicherheit des in Frage kommenden Wirkstoffes muss im Vergleich zu bereits zur Verfügung stehenden Produkten sehr hoch sein.

➢ Die Wahrscheinlichkeit, dass das Orphan-Arzneimittel tatsächlich entwickelt und auf den Markt gebracht wird, sollte unter normalen Voraussetzungen hoch sein.

Will ein Investor für ein Produkt die Designation als Orphan-Arzneimittel erhalten, so muss er ein Bewerbungsformular und die Begleitdokumente, mit denen die Erfüllung der oben erwähnten Kriterien nachgewiesen wird, beim Gesundheitsministerium[127] vorlegen.

---

[127] Büro für Arzneimittel- und Lebensmittelsicherheit, Evaluierungs- und Lizenzierungsabteilung

## 11.2.2 Verwaltung

Das japanische Ministerium für Gesundheit und Sozialhilfe hat im Jahr 1979 die Organisation für pharmazeutische Sicherheit und Forschung gegründet, um jenen zu helfen, die unter widrigen Arzneimittelreaktionen leiden.

**Abb. 21:** Übersicht über die Verantwortungsbereiche

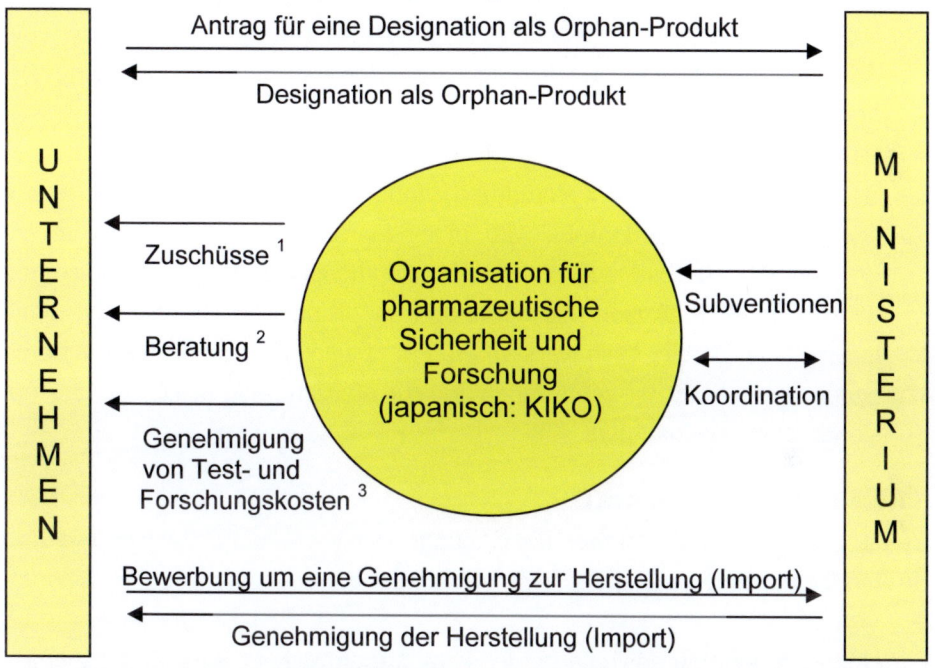

[1] Zuschüsse an Firmen, die designierte Pharmaka und medizinische Geräte entwickeln
[2] Forschungs- und Entwicklungsberatung
[3] Auf diese können den Firmen Steuergutschriften gewährt werden
**Quelle:** eigene Abbildung, in Anlehnung an The Organisation for Pharmaceutical Safety and Research (2002), S. 6

In Japan selbst wird diese Organisation, der eine bedeutende Rolle auf dem pharmazeutischen Sektor zukommt, üblicherweise KIKO genannt. In einer Ergänzung des Pharmagesetzes aus dem Jahr 1993 wurde KIKO mit der Entwicklungsförderung von Medikamenten für seltene Krankheiten beauftragt. Die Zuständigkeit für die Bereiche Steuergutschriften, Protokoll-Assistenz und Zuschüsse liegt somit seitdem bei KIKO, die für die Designation, Marktexklusivität und beschleunigte Prüfung der Unterlagen beim Gesundheitsministerium.[128]

---

[128] Vgl. Scott, D. et al. (2001), S. 4

### 11.2.3 Anreize des Gesundheitsministeriums

Um Pharmaunternehmen für die Entwicklung von Orphan-Arzneimitteln zu gewinnen, bietet auch das japanische Orphan Drug Act eine ganze Reihe von Anreizen:

➢ Kürzere Genehmigungszeiten

Im Vergleich zu anderen Arzneimitteln wird darauf geachtet, dass die Unterlagen von designierten Orphan-Produkten beschleunigt bearbeitet werden, damit sie für das Gesundheitswesen ohne Verzögerung zur Verfügung stehen.

➢ Verlängerung des Zeitraums für die Nachüberprüfung[129]

Sechs Jahre nach Markteinführung eines Arzneimittels mit einer neuen chemischen Wirkstoffgruppe wird eine Überprüfung durchgeführt, um zu entscheiden, ob das Medikament weiterhin zugelassen bleibt. Bei Arzneimitteln mit neuer Indikation und bei neuem medizinischen Gerät erfolgt diese Überprüfung bereits nach vier Jahren. Für designierte Orphan-Medikamente wurde diese Frist auf zehn Jahre und für orphan-medizinische Geräte auf sieben Jahre ausgedehnt.

### 11.2.4 Anreize durch KIKO

Zusätzlich zu den Maßnahmen des Gesundheitsministerium bietet KIKO folgende Anreize zur Entwicklung und Inverkehrbringung von Orphan-Arzneimitteln:

➢ Vergabe von Zuschüssen

Unternehmen, die designierte Medikamente entwickeln, können für entstandene Prüfungs- und Forschungskosten Zuschüsse bis zur Hälfte der direkten Kosten erhalten. Unterschiede zum USA-Programm sind:

o Zuschüsse werden sowohl für klinische als auch für nicht-klinische Kosten gewährt.

o Investoren müssen einen ausgehandelten Prozentsatz der Einnahmen, die sie mit dem Orphan-Arzneimittel erzielen, zurückzahlen, falls sie in der Entwicklungsphase Zuschüsse zur Deckung der Verwaltungskosten erhalten haben.

o Bezuschusst werden nur Pharmabetriebe, nicht aber akademische Einrichtungen.

---

[129] Entspricht der europäischen Marktexklusivität

➤ Beratung

In enger Zusammenarbeit mit dem Gesundheitsministerium gewährt KIKO allen Unternehmen, die an Entwicklungs- und Prüfprotokollen für Orphan-Produkte arbeiten, kostenlose Beratung. Darunter fällt auch die Hilfe bei der Planung und Durchführung von nicht-klinischen und klinischen Studien sowie die Unterstützung bei der Erstellung von Anträgen zur Marktzulassung.

➤ Steuergutschriften

Unternehmen dürfen sechs Prozent der genehmigten Ausgaben von der Steuer abziehen. Der Betrag darf aber nicht zehn Prozent des Gesamtbetrags der gezahlten Körperschafts- oder Einkommenssteuer übersteigen. Der Prozentsatz der Steuergutschrift ist zwar niedriger als in den USA, aber im Unterschied zu den USA gilt er sowohl für nicht-klinische als auch für klinische Studien.[130]

## 11.2.5 Betrachtung der Designationen, Zuschüsse und Beratungen aus statistischer Sicht

Wie Abbildung 22 zeigt, haben sich die Designationen nach einem anfänglichen Boom in den Jahren 1993 bis 1996 in der Folgezeit rückläufig entwickelt.

**Abb. 22:** Designationen von Arzneimitteln und medizinischem Gerät

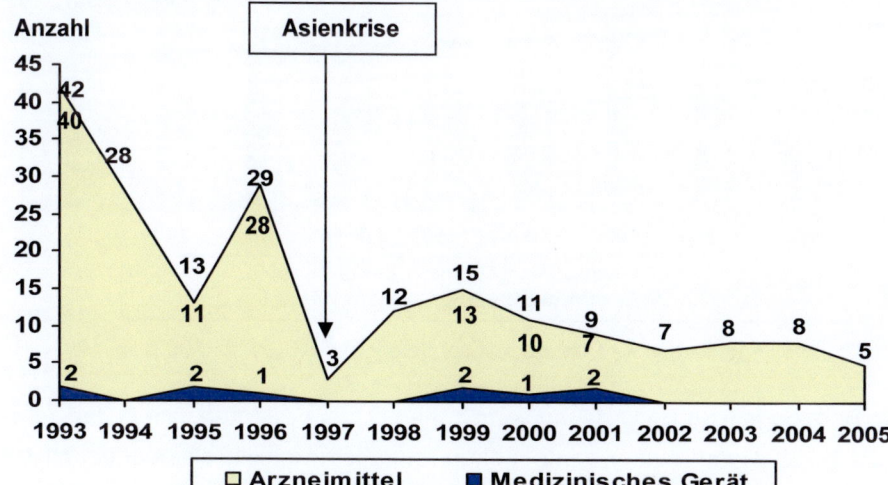

**Quelle:** eigene Abbildung, Daten von Takado, K. (2006)

---

[130] Moses, M., Information Spezialist - Office of Orphan Products Development, Mail vom 07.04.2004

Ein Grund dafür könnte sein, dass in der japanischen Pharmaindustrie eine hohe Erwartungshaltung in Bezug auf Förderung, Marktexklusivität und schnelle Marktzulassung herrschte. Es könnte aber auch daran liegen, dass fertige Konzepte bereits in der Schublade der Unternehmen lagen und erst nach dem In-Kraft-Treten des Gesetzes umgesetzt wurden. Der Einbruch im Jahr 1997 ist wahrscheinlich nur eine Auswirkung der damaligen Finanz- und Wirtschaftskrise in den asiatischen Ländern und fällt deshalb aus dem Trend. Danach gab es eine Erholung und Einpendelung auf einem Durchschnittsniveau von elf Designationen pro Jahr.

Für die bereits designierten Wirkstoffe können Firmen bei KIKO Zuschüsse für die entstehenden Prüfungs- und Forschungskosten beantragen. Im Fiskaljahr 2001 gewährte KIKO für 26 Produkte von 24 Firmen Zuschüsse in Höhe von ca. 694 Millionen Yen[131]. Der durchschnittliche Zuschuss pro Produkt hat sich seit Beginn des Programms von 9 Millionen auf 27 Millionen Yen verdreifacht.

**Abb. 23:** Jährliche Zuschüsse von 1993 bis 2001 in Millionen Yen

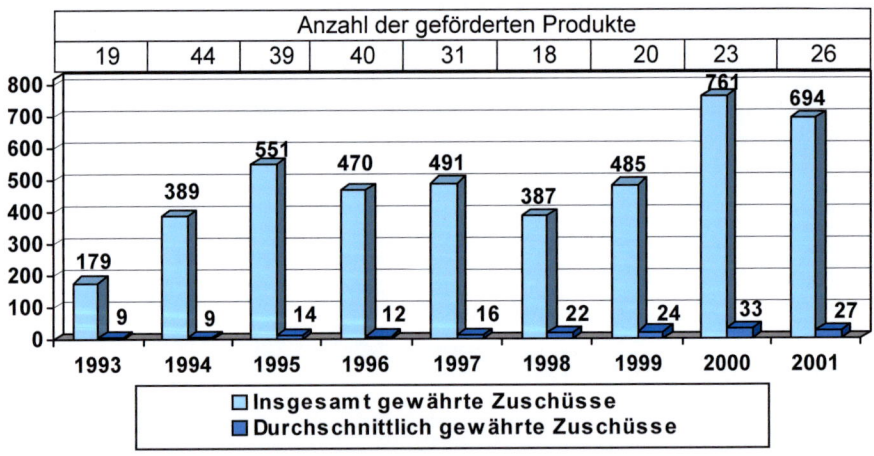

**Quelle:** The Organisation für Pharmaceutical Safety and Research (2002), S. 10

Die Beratungen zur Entwicklung von Orphan Drugs bewegten sich in den Jahren 1996 bis 2001 auf einem relativ hohen, annähernd gleich bleibendem Niveau. Nicht in dieses Bild passt die Steigerung von 67 Beratungen im Jahr 2001 auf 105 im Jahr 2002, was einer Zunahme von ca. 57 Prozent entspricht. Ob es sich

---

[131] 5,4 Millionen Euro, Wechselkurs vom 25.03.2004

dabei um eine einmalige Ausnahme handelt oder ob sich die Zahl der Beratungen auf diesem hohen Niveau einpendeln wird, ließ sich mit dem zur Verfügung stehenden Datenmaterial nicht ermitteln.

**Abb. 24:** Entwicklung der Beratungen von 1996 bis 2002

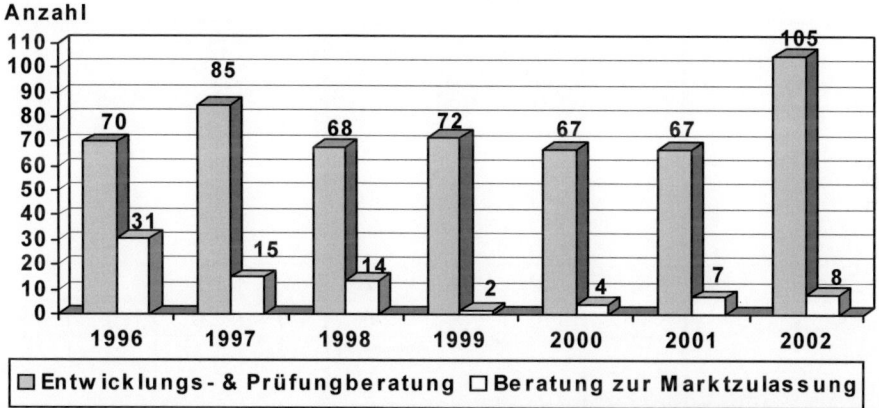

**Quelle:** The Organisation für Pharmaceutical Safety and Research (2002), S. 13

Auffällig ist, wie Abbildung 24 zeigt, dass zwar viele Beratungen zu klinischen und nicht-klinischen Studien stattfinden, aber nur relativ wenige zur Marktzulassung. Über die Gründe, die dafür ausschlaggebend sind, kann nur spekuliert werden. Entweder legen die Firmen auf diese Unterstützung keinen besonderen Wert, oder, was wahrscheinlicher ist, die Produkte werden nicht für eine Marktzulassung vorgelegt. Die Ursache dafür könnte sein, dass den Betrieben die Kosten für die weitere Entwicklung zu hoch sind, das Medikament unerwartete, schädliche Nebenwirkungen hervorgerufen hat oder die für eine Testreihe nötigen Patienten zum momentanen Zeitpunkt nicht gefunden werden können.

Ebenso auffällig ist der hohe Anteil an zurückgezogenen Produktanträgen in der Startphase, wie Tabelle 10 zeigt. In den ersten vier Jahren gab es durchschnittlich 19 Marktzulassungen von Orphan Drugs pro Jahr, das sind 71 Prozent aller Marktzulassungen im dreizehnjährigen Beobachtungszeitraum. Von 1997 bis 2006 sanken diese auf durchschnittlich 3,8 Zulassungen pro Jahr. Damit erfolgten in den letzten neun Jahren nur 29 Prozent aller Zulassungen. Dies könnte bedeuten, dass in den Anfangsjahren Orphan-Medikamente auf den Markt gebracht wurden, von denen man sich Gewinne erhoffte. Sicherlich dürften bei In-

Kraft-Treten der Orphan Drug Rule auch schon in den Substanzbibliotheken der Pharmaindustrie Erfolg versprechende Wirksubstanzen abrufbereit gespeichert gewesen sein.

**Tabelle 10:** Designationen, Zulassungen, Nichtzulassungen und Zurücknahmen des Antrags von 1993 bis August 2005

| Fiskaljahr | Gesamtzahl der designierten Produkte | Arzneimittel | | | | Medizinisches Gerät | | | |
|---|---|---|---|---|---|---|---|---|---|
| | | Designationen | Zulassungen | Nichtzu- lassungen | Zurücknahme des Antrags | Designationen | Zulassungen | Nichtzu- lassungen | Zurücknahme des Antrags |
| 1993 | 42 | 40 | 32 | 1 | 7 | 2 | 2 | 0 | 0 |
| 1994 | 28 | 28 | 16 | 4 | 8 | 0 | 0 | 0 | 0 |
| 1995 | 13 | 11 | 7 | 2 | 2 | 2 | 1 | 0 | 1 |
| 1996 | 29 | 28 | 19 | 6 | 2 | 1 | 0 | 0 | 1 |
| 1997 | 3 | 3 | 0 | 3 | 0 | 0 | 0 | 0 | 0 |
| 1998 | 12 | 12 | 3 | 7 | 2 | 0 | 0 | 0 | 0 |
| 1999 | 15 | 13 | 8 | 6 | 0 | 2 | 1 | 1 | 0 |
| 2000 | 11 | 10 | 7 | 3 | 0 | 1 | 0 | 1 | 0 |
| 2001 | 9 | 7 | 1 | 6 | 0 | 2 | 0 | 2 | 0 |
| 2002 | 7 | 7 | 1 | 6 | 0 | 0 | 0 | 0 | 0 |
| 2003 | 8 | 8 | 1 | 7 | 0 | 0 | 0 | 0 | 0 |
| 2004 | 8 | 8 | 6 | 0 | 0 | 0 | 0 | 0 | 0 |
| 2005* | 5 | 5 | 3 | 8 | 0 | 0 | 1 | 0 | 0 |
| Gesamt | 190 | 180 | 104 | 65 | 21 | 10 | 5 | 4 | 2 |

* Die Zahlen für 2005 gehen bis zum 09. August 2005; der Stand der Zulassung ist aufgeführt in dem Jahr, in dem das entsprechende Produkt ausgewiesen wurde.
**Quelle:** eigene Tabelle, Daten von Takado, K. (2003, 2006)

Als Fazit lässt sich feststellen, dass nach relativ vielen Arzneimittelzulassungen in den Anfangsjahren die Zahl der auf den Markt gebrachten Medikamente inzwischen stark zurückgegangen ist, nämlich auf momentan eine Zulassung jährlich. Dies ist umso erstaunlicher, wenn man berücksichtigt, welche Umsätze auf dem japanischen Pharmamarkt erzielt werden. Im Jahr 2005 waren es 60,3 Milliarden US-Dollar. Damit ist Japan nach Nordamerika und der EU der drittgrößte Pharmamarkt der Welt. Am weltweiten Umsatz von 566 Milliarden US-Dollar hat er einen Anteil von ca. elf Prozent. Deshalb ist es fraglich, ob mit den gegenwärtigen Anreizen, die die japanische Orphan Drug Rule bietet, bei der Pharma-industrie noch etwas bewegt werden kann.

Medizinisches Gerät spielte in Japan zu keiner Zeit eine bedeutende Rolle. Von 2000 bis 2005 gab es in diesem Bereich nur eine Zulassung. Da es gegenwärtig keine Designationen gibt, ist auch nicht zu erwarten, dass sich die Situation in den nächsten Jahren wesentlich ändern wird.

## 11.3 Orphan Drug Rule Australiens

Den Anstoß für die australische Orphan Drug Rule gab 1991 Senator Peter Baume. Er empfahl der Regierung, Arzneimittel für seltene Krankheiten, die er *service drugs* nannte, in Australien zu fördern. Daraufhin beauftragte die Regie-rung die Therapeutic Goods Administration[132], mit der Food and Drug Administ-ration in den USA Informationsgespräche aufzunehmen. Man wollte sich so die inzwischen von der FDA gewonnenen Erkenntnisse und Erfahrungen zu Nutze machen. In den folgenden Jahren wurde mit der Unterstützung und Beratung des Office of Orphan Product Development[133] ein eigenes australisches Orphan-Drug-Programm entwickelt, das größtenteils auf dem der USA basiert. 1997 wurden an dem aus dem Jahr 1989 stammenden Arzneimittelgesetz die dazu notwendigen Änderungen und Ergänzungen vorgenommen.[134] Damit war die rechtliche Grundlage für die Designation von bestimmten Medikamenten als Orphan-Arzneimittel und deren Befreiung von Antragsgebühren bei der Regist-rierung geschaffen. Abweichungen von der Orphan-Drug-Regelung der USA gab es in den Bereichen Steuer- sowie Finanzanreize und der Marktexklusivi-tät.[135]

## 11.3.1 Gesetzliche Regelungen

Eine Krankheit gilt in Australien als Orphan Disease, wenn davon ausgegangen werden kann, dass nicht mehr als 11 von 100.000 Einwohnern von dieser betrof-fen sind. Auf die Einwohnerzahl Australiens umgerechnet bedeutet dies, dass weniger als 2.000 Personen an dieser Krankheit leiden. Nicht zwingend notwen-dig ist, dass es sich bei der Krankheit, gegen die das Medikament entwickelt

---

[132] Abgekürzt TGA
[133] Siehe Kapitel 11.1.2
[134] Vgl. Scott, D. et al. (2001), S. 4
[135] Department of Health and Aged Care (2001), S. 49

wurde, um ein schweres und lebensbedrohendes Leiden handelt. Ein Arzneimittel, Impfstoff oder Diagnosemittel gilt als Orphan-Arzneimittel, wenn folgende Bedingungen erfüllt sind:

➢ Es muss zur Behandlung, Verhinderung oder Diagnose einer seltenen Krankheit dienen.

➢ Es darf nicht kommerziell lohnend sein, damit eine seltene Krankheit zu behandeln, ihr vorzubeugen oder sie zu diagnostizieren.

Das australische Programm akzeptiert ebenso wenig wie das amerikanische und europäische die Registrierung eines zweiten Orphan-Arzneimittels, wenn es die gleiche Zusammensetzung oder die gleiche Indikation hat wie das bereits registrierte, außer das zweite Arzneimittel ist dem ersten klinisch überlegen.

Ein Medikament wird nicht als Orphan-Arzneimittel anerkannt, wenn

➢ der beantragten Indikation die Zulassung verweigert wird durch:

   o den Minister für Gesundheit und Altersfürsorge in Australien

   o die Food and Drug Administration in den USA

   o die zuständigen Arzneimittelbehörden von Großbritannien, Kanada, Schweden, den Niederlanden und der Europäischen Union

➢ es bereits vor dem 1. Januar 1998 zur Behandlung dieser Krankheit zugelassen wurde, außer die Zulassung erfolgte für eine andere Indikation.

Eine Förderung für medizinisches Gerät und Heilnahrung ist im Programm nicht vorgesehen.

## 11.3.2 Verwaltung

Als Anlaufstelle für Investoren, die die Fördermaßnahmen in Anspruch nehmen wollen, wurde Ende 1997 ein Orphan-Drug-Referat bei der TGA eingerichtet. Dieses überprüft die Anträge und entscheidet über deren Designation. Wird die Genehmigung erteilt, werden im Amtsblatt der Name des Investors, der des Medikaments und die Indikation veröffentlicht. Für den Antrag zur Marktzulassung ist die Evaluation Unit[136] zuständig. Der Evaluierungsprozess läuft wie bei allen anderen rezeptpflichtigen Arzneimitteln ab, wobei Orphan Drugs bei der Bearbeitung aber Vorrang erhalten. Im Juli 2000 wurde die Zuständigkeit des Orphan Drug Referats an die Evaluation Unit übertragen, so dass diese gegenwärtig sowohl die Orphan-Arzneimittel designiert als auch die Registrierung regelt.

---

[136] Evaluationsabteilung in der Arzneimittelsicherheits- und Evaluierungsabteilung

## 11.3.3 Anreize

Um Investoren Anreize zu bieten, wurde folgender Maßnahmenkatalog beschlossen:

➢ Gebührenverzicht

Für den Designationsantrag werden keine Gebühren erhoben. Auf die sonst bei der Registrierung fälligen Antragsstellungs- und Evaluationsgebühren kann verzichtet werden. Die Gebühren für die in Australien notwendige jährliche Registrierung und für so genannte Kategorie-3-Anträge[137] werden nicht erlassen.

➢ Vorrangige Evaluation

Dafür gibt es zum jetzigen Zeitpunkt keine gesetzliche Basis. Bei den zuständigen Stellen ist es aber üblich, Orphan-Arzneimitteln bei der Evaluierung Vorrang gegenüber den anderen Medikamenten zu gewähren.[138]

Im Gegensatz zu den Regelungen in Amerika, Europa und Japan wurden Marktexklusivität, steuerliche Vorteile und Zuschüsse als weitere Anreize nicht in das australische Programm aufgenommen.

## 11.3.4 Verlust des Orphan-Drug-Status

Wie im US-Programm kann die Therapeutic Goods Administration einem Arzneimittel den Orphan-Drug-Status aberkennen, wenn der Hersteller nicht in der Lage ist, das registrierte Arzneimittel zu liefern. Tritt dieser Fall ein, kann ein anderes Produkt designiert und auf den Markt gebracht werden. Für diese Regelung gibt es keine gesetzliche Grundlage. Da ein solcher Fall bislang nicht auftrat, liegen auch noch keine juristischen Entscheidungen vor.

## 11.3.5 Erforderliche Studien nach der Marktzulassung

Wurden die klinischen Studien, die vor der Marktzulassung erfolgten, nur mit sehr wenigen Patienten durchgeführt, kann die TGA verlangen, dass nach der Markteinführung weitere Studien erfolgen und die gewonnenen Ergebnisse zur weiteren Begutachtung vorgelegt werden müssen.

---

[137] Werden gestellt, um Angaben zu rezeptpflichtigen Arzneimitteln im australischen Therapeutic Goods Register ändern zu lassen, zum Beispiel bei Änderungen im Herstellungsprozess.
[138] Vgl. Department of Health and Aged Care (2001), S. 49

## 11.3.6 Betrachtung der Designationen, Zulassungen und der Prävalenzzahl aus statistischer Sicht

Als das Orphan-Drug-Programm im Jahr 1998 gestartet wurde, ging man davon aus, der Industrie damit die nötigen Anreize zu bieten, verstärkt Orphan-Arzneimittel auf den Markt zu bringen. Von Januar 1998 bis Mai 2006 gab es 112 Designationen, was einer durchschnittlichen Ausweisung von 12,4 Arzneimitteln pro Jahr entspricht.

**Abb. 25:** Designationen und Zulassungen im Überblick

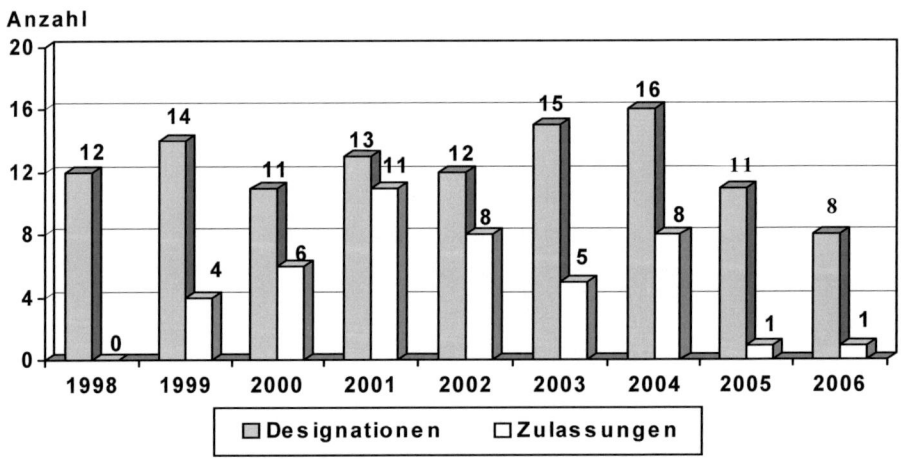

**Quelle:** eigene Abbildung, Daten von Therapeutic Godds Administration (2006), Stand: 25.05.2006

Die Gesamtzahl der Zulassungen betrug in diesem Zeitraum 44, dies entspricht einer Zulassung von durchschnittlich fünf Arzneimitteln pro Jahr. Bei den Marktzulassungen ist die TGA sehr bemüht, die Anträge möglichst zügig zu bearbeiten. Zur Veranschaulichung wurde in Abbildung 26 die Bearbeitungszeit am Beispiel von 17 Zulassungsanträgen dargestellt. Die Bearbeitungszeit für die Zulassung reicht von weniger als 30 Wochen bis zu über 90 Wochen. Für die eigentliche Bearbeitung braucht die TGA im Durchschnitt 37 Wochen[139]. Die restliche Zeit von durchschnittlich 33 Wochen benötigen die Unternehmen für die Beantwortung noch offener Fragen.

---

[139] Eigene Berechnung, Daten aus Department of Health and Aged Care (2001), S. 14

**Abb. 26:** Genehmigungsdauer bis zur Marktzulassung

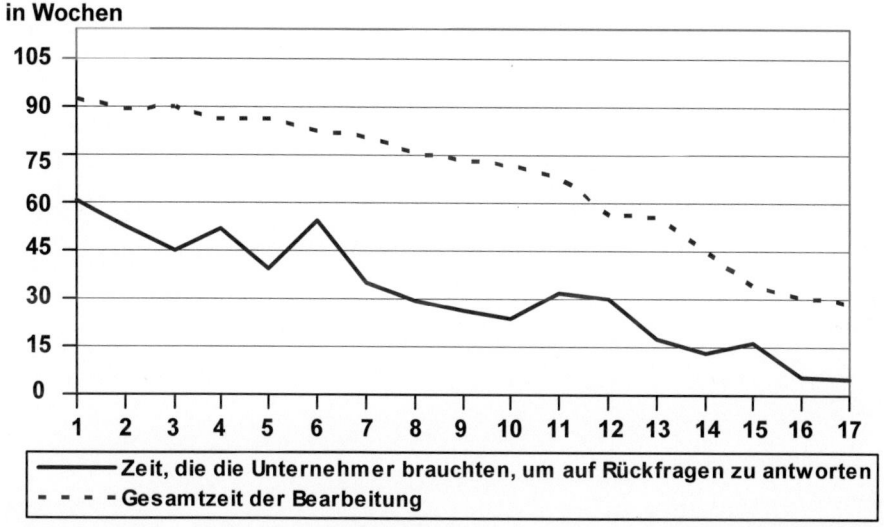

Dargestellt sind 17 Anträge im Beobachtungszeitraum Februar 1998 bis August 2001, nach Genehmigungsdauer absteigend geordnet
**Quelle:** eigene Abbildung, Daten aus Department of Health and Aged Care (2001), S. 14

In den neun Jahren seit Bestehen der Regulation 16 erfolgten 112 Designationen und 44 Marktzulassungen. Dies bedeutet, dass 39 Prozent der designierten Produkte in Australien eine Zulassung erhalten haben. Die geringe Zahl der Designationen lässt es fraglich erscheinen, ob die zur Verfügung stehenden Anreize in Australien ausreichend sind. Ein Grund für das geringe Interesse, den Orphan-Drug-Status für ein Medikament zu erlangen, könnte sein, dass es weder Marktexklusivität noch steuerliche Vergünstigungen gibt wie in den anderen Vergleichsländern. Vielleicht liegt es auch an der Prävalenzzahl von 2.000 Erkrankten. In Australien bedeutet dies, dass von 100.000 Einwohnern nur elf von der Krankheit betroffen sein dürfen. Die Zahl liegt damit deutlich niedriger als in den USA mit 75, Europa mit 50 und Japan mit 40 von 100.000 Einwohnern. Die Prävalenzzahl hielt die australische Industrie von Anfang an für zu klein. Deshalb scheint es nicht weiter verwunderlich, dass die Pharmaindustrie sowohl wegen der niedrigen Prävalenzzahl als auch wegen der wenigen Anreize ein nur sehr eingeschränktes Interesse an der Entwicklung neuer Orphan-Arzneimittel hat.[140]

---

[140] Vgl. Scott, D. et al. (2001), S. 3

# 12. Die vier betrachteten Orphan Drug Rules im Vergleich

Die Übersicht ist nach der zeitlichen Reihenfolge, in welcher die Orphan Drug Acts in den einzelnen Ländern eingeführt wurden, aufgebaut.

**Tabelle 11:** Überblick über die betrachteten Orphan Drug Rules

| | USA | Japan | Australien | EU |
|---|---|---|---|---|
| In Kraft seit | 1983 | 1993 | 1998 | 2000 |
| Gesetzliche Grundlage | Orphan Drug Act im Federal Food, Drug and Cosmetic Act | Pharmagesetz | Regulation 16 of the Therapeutic Goods Regulations | Verordnung Nr. 141/2000 des EP und des Rates |
| Zuständige Verwaltung | OOPD in der FDA | KIKO | TGA | COMP in der EMEA |
| Förderberechtigte | Investoren/ Forscher | Investoren | Investoren | Investoren |
| **Berechnung der Prävalenzzahlen** | | | | |
| Prävalenz | 75/100.000 | 40/100.000 | 11/100.000 | 50/100.000 |
| Einwohner | 295.734.000 | 127.417.000 | 20.090.000 | 454.900.000 |
| Prävalenzzahl | ≤ 221.800 | ≤ 50.970 | ≤ 2.210 | ≤ 227.450 |
| **Gültigkeitsbereich** | | | | |
| Arzneimittel | + | + | + | + |
| Medizinisches Gerät | nur F&E | + | - | - |
| Ernährung | nur F&E | - | - | - |
| **Anreize** | | | | |
| Marktexklusivität | 7 Jahre | 10 Jahre | - | 10 Jahre |
| Gebührenverzicht | Ja | teilweise | ja | teilweise |
| Beratung | + | + | + | + |
| Beschleunigte Bearbeitung | + | + | + | + |
| Steuergutschriften | 50% der Forschungskosten | 6% der Forschungskosten | - | EU-Staaten vorbehalten |
| Zuschüsse | klinische Studien max. 200.000 $/Jahr | möglich | - | Gemeinschafts- aktionsprogramm |
| **Verlust der Marktexklusivität** | | | | |
| bei Lieferschwierig- keiten | + | - | + | - |
| zu hohen Gewinnen | - | - | - | + |
| **Zulassungszahlen** | | | | |
| Designationen | 1.584 | 190 | 112 | 366 |
| Marktzulassungen | 277 | 109 | 44 | 24 |
| Relation Designationen/ Marktzulassungen | 18% | 57% | 39% | 7% |

**Quelle:** eigene Tabelle

Ein direkter Vergleich der Orphan Drug Rules der USA, Japans, Australiens und der Europäischen Union erweist sich als relativ schwierig, da die Regelungen unterschiedlich lang gelten und auch zeitlich versetzt in Kraft traten. Um überhaupt eine Vergleichsmöglichkeit der erst sehr spät erlassenen europäischen Orphan-Drug-Verordnung mit den gesetzlichen Regelungen in den anderen drei Vergleichsländern zu haben, wurden jeweils die ersten sechs Jahre seit dem In-Kraft-Treten der gesetzlichen Regelungen als Betrachtungszeitraum gewählt. Bei der Analyse der folgenden Charts sollte jedoch nicht außer Acht gelassen werden, dass die wissenschaftlichen und wirtschaftlichen Voraussetzungen in den jeweiligen Startjahren unterschiedlich waren.

Bei den Designationen fällt auf, dass in den USA im ersten Jahr nur ein Wirkstoff als Orphan Drug ausgewiesen wurde. Ein Grund dafür könnte gewesen sein, dass die Industrie sich erst nach der Einführung des Gesetzes über die Modalitäten informiert hat und Anträge deshalb verzögert bei der FDA eingingen. Obwohl im zweiten Jahr durch die Aufnahme der Prävalenzzahl in das Gesetz die gestellten Anforderungen verschärft wurden, bewegten sich die Designationen vom zweiten bis zum sechsten Jahr um einen Durchschnittswert von 51.

**Abb. 27:** Designationen in den ersten sechs Jahren nach In-Kraft-Treten der jeweiligen gesetzlichen Regelungen

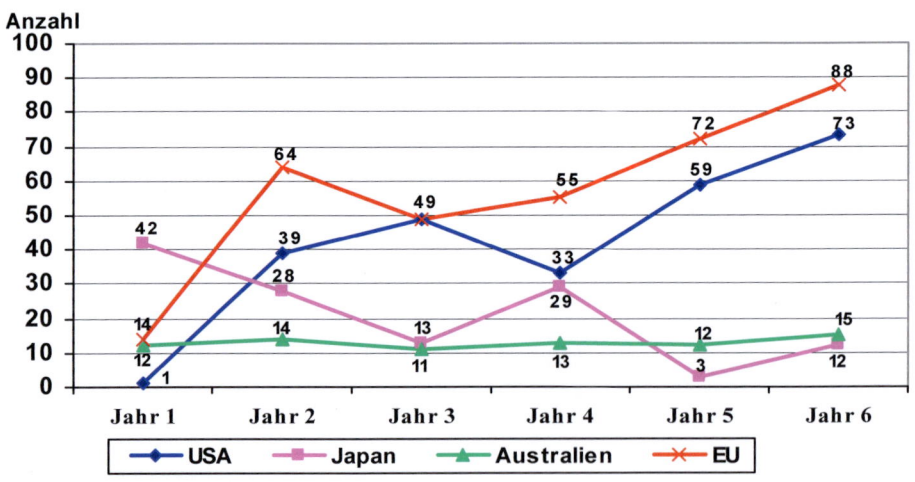

**Quelle:** eigene Abbildung

In Japan hingegen ist nach anfänglich großem Interesse eine stark rückläufige Entwicklung zu beobachten, obwohl Japan als einziges Land auch medizinisches Gerät in seinem Gesetz berücksichtigt. Dieser zusätzliche Anreiz scheint aber für die Unternehmer keine besondere Wirkung zu haben. Die Zahl der benötigten medizinischen Geräte ist meist sehr klein, viele Patienten nutzen vorhandene Geräte, die nach ihren Bedürfnissen umgerüstet werden, oder brauchen individuelle Geräte, so dass eine serienmäßige Produktion nicht rentabel scheint. Die Firmen haben deshalb die Designation von entsprechenden Produkten nicht ins Auge gefasst.

In Australien lagen die Designationen der ersten sechs Jahre deutlich unter denen der anderen drei Länder. Australien bietet der Industrie auch die wenigsten Anreize zur Entwicklung von Orphan-Arzneimitteln. Es gibt dort nicht wie in den Vergleichsländern den besonders wichtigen Anreiz der Marktexklusivität. Für Orphan Drugs gilt nur der fünfjährige Schutz wie für alle anderen Arzneimittel. Inzwischen überlegt man in Australien, das Gesetz um diesen für die Pharmaindustrie sehr wichtigen Punkt zu ergänzen.

In Europa sind die Designationszahlen im Vergleich zu den anderen drei Ländern überaus hoch. Dies könnte möglicherweise darin begründet sein, dass viele Unternehmen die Entwicklung entsprechender Arzneimittel so lange hinausgezögert hatten, bis die Orphan-Drug-Verordnung in Kraft trat, um somit in den Genuss möglicher Vergünstigungen zu kommen. Ursachen dafür könnten aber auch, wie bereits erwähnt, die Fortschritte auf dem Gebiet der Biotechnologie und der Gentechnik sein.[141]

Oft wird bei der Betrachtung von Orphan Drugs nicht zwischen Designation und Marktzulassung unterschieden. Designation bedeutet nur, dass der Wirkstoff als Orphan Drug anerkannt wurde. Um den Wirkstoff als Orphan Drug auf den Markt bringen zu können, sind jedoch noch eine ganze Reihe von nicht-klinischen und klinischen Studien nötig. Einer hohen Zahl an Designationen steht deshalb, wie Abbildung 29 zeigt, häufig eine deutlich geringere Zahl an Zulassungen gegenüber. Besonders auffällig ist der Unterschied in der EU und in den USA. Dort erhalten zwar viele Wirkstoffe eine Designation, aber lediglich 7 bzw. 18 Prozent der designierten Wirkstoffe eine Marktzulassung. Viele Unternehmen

---

[141] Vgl. Nuhn, P. (2002)

wollen sich anscheinend zunächst die Vorzüge der Marktexklusivität sichern. Die bisher für Europa vorliegenden Zahlen deuten auf eine ähnliche langfristige Entwicklung hin wie in den USA. Daran ändert sich auch nichts, wenn man berücksichtigt, dass bereits vor In-Kraft-Treten der Orphan-Drug-Verordnung einzelne Hersteller, wie Orphan Europe, Pharmaka wie Cystagon® und Ammonaps® für den europäischen Markt zuließen, für die heute ein Orphan-Drug-Status beantragt werden könnte.

An dieser Stelle sei noch einmal eigens erwähnt, dass die europäische Orphan-Drug-Verordnung als einzige der vier betrachteten Regelungen die Designation von Arzneimitteln auf Grund eines erheblichen Nutzens für die Betroffenen vorsieht. Damit haben in Europa Unternehmen auch dann die Möglichkeit, für ein Medikament den Orphan-Drug-Status zu beantragen, wenn sie die Prävalenzzahlen überschreiten. Für 119 von 174 Designationen durch den COMP war dieses Kriterium ausschlaggebend. Dies könnte eine weitere Erklärung für die hohe Zahl an Designationen in der Europäischen Union sein.

**Abb. 28:** Zulassungen in den ersten sechs Jahren nach In-Kraft-Treten der jeweiligen gesetzlichen Regelungen

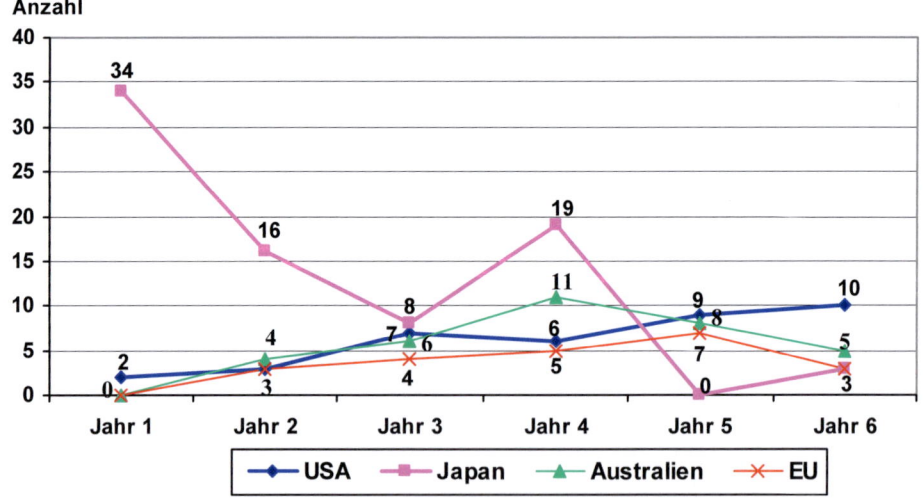

**Quelle:** eigene Abbildung

In Australien und Japan ergeben die Zahlen ein ganz anderes Bild. Dort liegt die

Designations-Zulassungs-Relation bei 39 bzw. 57 Prozent. Trotz sehr geringer Designationszahlen erfolgen vergleichsweise viele Marktzulassungen. Ein möglicher Grund für die im ersten Jahr in Japan besonders hohe Zahl an Zulassungen könnte in den überzogenen Gewinnerwartungen der Unternehmen zu suchen sein. Für die rückläufigen Zahlen in den Folgejahren könnte die sich in Asien andeutende Wirtschaftskrise verantwortlich gewesen sein.

**Abb. 29:** Designationen und Zulassungen im langfristigen Vergleich

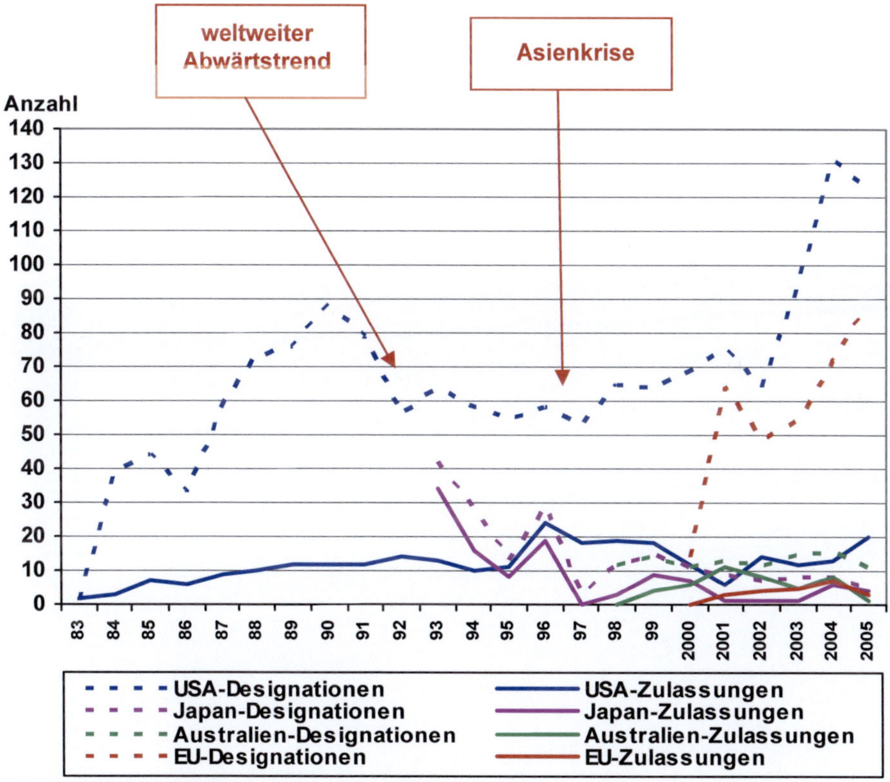

**Quelle:** eigene Abbildung

Im Folgenden wird in einem Exkurs kurz auf die Problematik der Neglected Diseases eingegangen. Bei diesen handelt es sich um Krankheiten, von denen – im Gegensatz zu den Orphan Diseases – Millionen von Menschen betroffen sind; aber auch sie sind auf Grund geringer Umsatzerwartungen für die Pharmaindustrie relativ uninteressant.

# 13. Exkurs: Neglected Diseases

## 13.1 Vergleich des Pharmamarktes in den armen und reichen Regionen der Welt

Trotz der allgemein schlechten Weltwirtschaftslage wuchs der Weltgesundheits-markt von 545,2 Milliarden US-Dollar im Jahr 2004 auf 565,9 Milliarden im Jahr 2005. Das ist ein Indiz dafür, dass der Pharmamarkt eine wichtige Säule inner-halb der Weltwirtschaft darstellt.[142]

**Abb. 30:** Umsatzentwicklung des Weltpharmamarktes von 2000 bis 2005

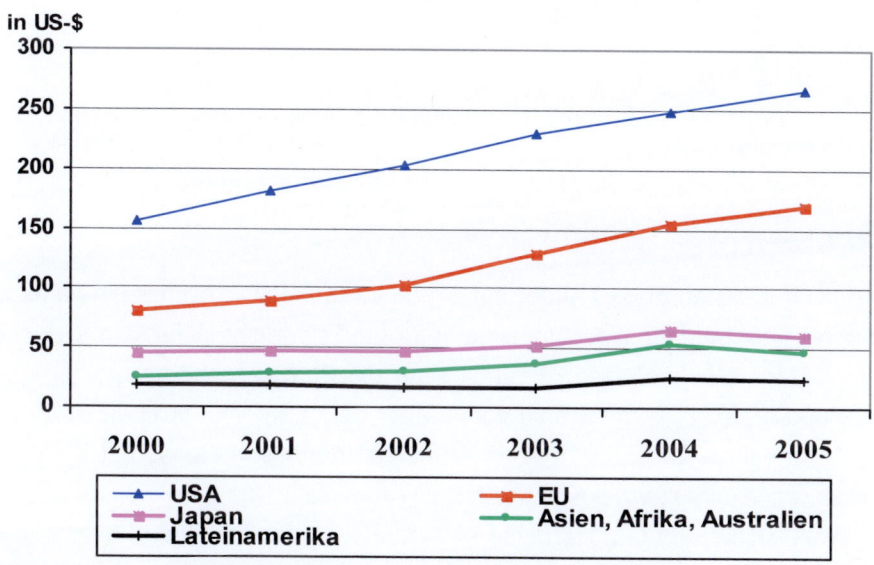

**Quelle:** eigene Abbildung, Daten von IMS Health (2006), [09.05.2006]

Betrachtet man die Umsatzanteile, die in den einzelnen Regionen der Welt er-zielt werden, so stellt man fest, dass 80 Prozent des Marktes auf Nordamerika, Europa und Japan entfallen. Nach einer Studie von IMS Health[143] entfielen im Jahr 2005 auf Asien, Afrika und Australien lediglich 8,2 Prozent des Weltmarkt-umsatzes. Obwohl in den zuletzt genannten Regionen und Lateinamerika ca. 80 Prozent der Weltbevölkerung leben, haben diese – nach der gleichen Studie – nur einen Anteil von 12,4 Prozent am weltweiten Arzneimittelumsatz.

---

[142] Vgl. IMS Health (2006), [09.05.2006]
[143] Abkürzung für Intercontinental Marketing Services

**Abb. 31:** Der Weltpharmamarkt nach Regionen im Jahr 2005

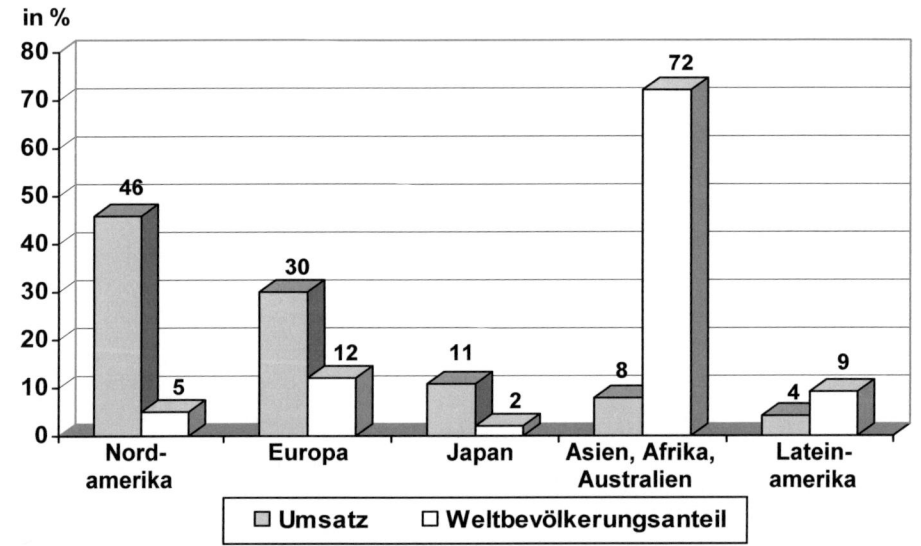

Quelle: eigene Abbildung, Daten von IMS Health (2006), [09.05.2006]

Eigentlich müssten diese Länder auf Grund ihrer vielen Einwohner in naher Zukunft ein bedeutender Wachstumsmarkt für die Pharmaindustrie sein. Durch die Erschließung dieser Märkte könnte sich für die Pharmakonzerne ein neuer Absatzmarkt ergeben. Gegenwärtig deutet aber wenig auf eine solche Entwicklung hin. Auf mögliche Ursachen für das momentan geringe Interesse der Pharmaindustrie Arzneimittel für die Krankheiten zu entwickeln, von denen ca. 80 Prozent der Weltbevölkerung betroffen sein können, soll in diesem Exkurs eingegangen werden. Auf Grund der Thematik des Buches kann eine ausführlichere Betrachtung dieses Themas jedoch nicht erfolgen.

## 13.2 Mortalitätsvergleich: Afrika – Westeuropa

Eine Studie der WHO aus dem Jahr 2001, die die Todesursachen in Afrika und Westeuropa vergleicht, verdeutlicht gut welche Prioritäten bei der Entwicklung von Pharmaka in den Industriestaaten und den Entwicklungsländern gesetzt werden müssen. Die Gründe dafür sind nicht nur in den unterschiedlichen Krankheitsbildern zu suchen, sondern auch in den unterschiedlichen Strukturen der Alterspyramiden und den unterschiedlichen Lebensverhältnissen in Afrika und Westeuropa. Während in Europa die meisten Menschen an Krebs sowie Herz- und Kreislauferkrankungen sterben, sind in Afrika Infektionskrankheiten und parasitäre Erkrankungen immer noch die häufigste Todesursache. Leishmaniose, Malaria und Tuberkulose sind drei von den am weitest verbreiteten Krankheiten, die zu den *Neglected Diseases* gezählt werden.

**Abb. 32:** Todesursachen in Afrika und Westeuropa

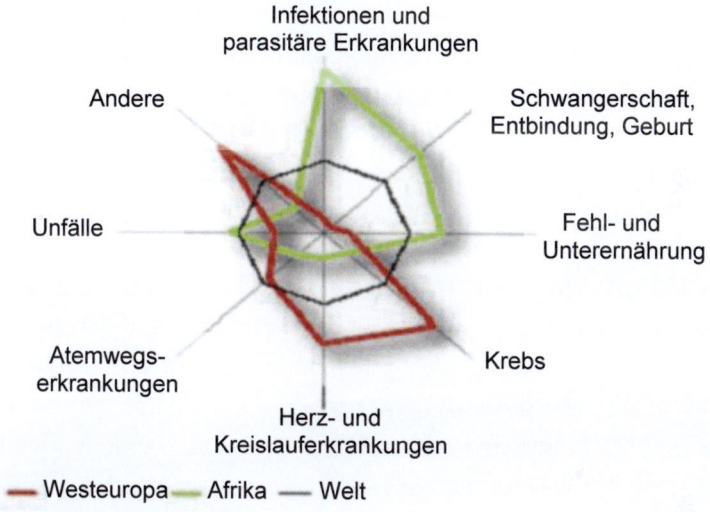

Quelle: Gerster, R. (2002), S. 1

## 13.3 Definition Neglected Diseases

Neglected Diseases sind Krankheiten, die das Leben stark beeinträchtigen oder sogar lebensbedrohlich sind, weil sie oft nur unangemessen oder gar nicht behandelt werden können. Da die Betroffenen keine lukrative Klientel für den Arzneimittelmarkt darstellen, besteht für die Industrie kaum ein Anreiz, die Ursachen dieser Krankheiten zu erforschen und neue Medikamente zu entwickeln.[144] Welche Krankheiten zu den Neglected Diseases gezählt werden, ist Auslegungssache. In der Literatur unterscheidet man zwischen *Truly Neglected Diseases* und *Neglected Diseases*. Zu den *Truly Neglected Diseases* zählen laut Definition der WHO die Schlafkrankheit, Leishmaniose und die Chagas-Krankheit. Für diese Krankheiten gibt es zwar Medikamente, aber sie müssen parenteral[145] verabreicht werden, zeigen oft starke Nebenwirkungen und verlieren wegen der zunehmenden Resistenz der Krankheitserreger ständig an Wirkung. Der

---

[144] Vgl. Smith, D. et al. (2003), S. 11
[145] Mittels einer Injektion oder Infusion

Begriff Neglected Diseases umfasst zusätzlich zu den oben aufgezählten Truly Neglected Diseases unter anderem Lepra, Flussblindheit, Filariasis und Bilharziose. Manche rechnen außerdem Malaria, Tuberkulose und AIDS zu den Neglected Diseases. Für diese Krankheiten stehen zwar in den Industrieländern Arzneimittel zur Verfügung, in den Entwicklungsländern jedoch fehlen für deren Bekämpfung und Eindämmung ausreichende Behandlungsmöglichkeiten.[146] Von einigen Autoren wird an Stelle des Begriffes Neglected Disease auch der Ausdruck Tropenkrankheit verwendet. Eine einheitliche Definition und Abgrenzung zwischen den beiden Bezeichnungen ist auf Grund der unterschiedlichen Zuordnung von Krankheiten nicht möglich. Im weiteren Verlauf der Arbeit wird der Ausdruck Neglected Diseases immer im erweiterten Sinne gebraucht.

## 13.4 Vergleich: Neglected Diseases – Orphan Diseases

Vergleicht man die Zahl der Betroffenen, so haben Orphan Diseases und Neglected Diseases zunächst nicht viel miteinander gemeinsam. Von einer Orphan Disease ist immer nur eine sehr geringe Zahl von Menschen betroffen, eine Neglected Disease betrifft dagegen teilweise Millionen. Betrachtet man den Stellenwert, den die Krankheiten für die Hersteller von Arzneimitteln haben, so stellt man sehr schnell viele Parallelen fest. Obwohl Millionen Menschen an Neglected Diseases leiden, sind diese für viele Pharmaunternehmen relativ uninteressant. Zwar würden Medikamente in genügenden Mengen gebraucht, aber den Betroffenen fehlt es an der nötigen Kaufkraft. Unter diesem Aspekt lässt sich auch verstehen, dass von den zwischen 1975 und 1999 auf den Markt gebrachten 1.393 Pharmaka nur 13 speziell auf Tropenkrankheiten ausgerichtet waren.[147] Die anders geartete Problematik der Tropenkrankheiten soll im Folgenden am Beispiel der Leishmaniose und Tuberkulose verdeutlicht werden.

## 13.5 Leishmaniose und Tuberkulose, zwei Tropenkrankheiten

Derzeit sind in 88 Ländern etwa zwölf Millionen Menschen[148] mit Leishmanien[149] infiziert. Etwa 350 Millionen Menschen leben mit dem täglichen Risiko, durch einen infektiösen Sandmückenstich die Parasiten übertragen zu bekommen. Seit Anfang der 90er Jahre stieg die Zahl der jährlichen Neuerkrankungen von etwa

---

[146] Vgl. International Federation of Pharmaceutical Manufacturers Associations (2003), S. 2 - 3
[147] Vgl. Schaaber, J. (2003), S. 3
[148] Vgl. http://www.who.int/infectious-disease-report/pages/ch3text.html#Anchor7 [28.02.2004]
[149] Protozoische Parasiten, die sich in den weißen Blutkörperchen (Makrophagen) vermehren.

400.000 auf ca. 1,5 bis 2 Millionen Menschen.[150] Leishmaniose kann in verschiedenen Formen auftreten. Die viszerale Form, auch Kala Azar[151] genannt, ist davon die gefährlichste. Ist der Erreger in den menschlichen Körper eingedrungen, vermehrt er sich und greift das Immunsystem an. Auftretende Symptome sind hohes Fieber, starker Gewichtsverlust, Gelenkschmerzen und eine vergrößerte Milz; manchmal dunkelt auch die Haut nach. Unbehandelt sterben die Patienten an Begleiterkrankungen wie Lungenentzündung oder Durchfall, da ihr Immunsystem nicht mehr richtig funktioniert. Besonders gefährdet sind unterernährte Menschen und HIV-Infizierte, deren Immunsystem ohnehin schon geschwächt ist. Wenn eine Behandlung erfolgt, dann meist mit der giftigen Antimonverbindung Pentostam®, einem Medikament aus den vierziger Jahren des vergangenen Jahrhunderts. Die Behandlung mit Pentostam® kostet etwa 200 US-Dollar, ein Betrag, der von den meisten Betroffenen nicht aufgebracht werden kann. Hinzu kommt, dass in vielen Ländern, in denen die Krankheit auftritt, das Medikament nicht in ausreichenden Mengen zur Verfügung steht und dass es starke Nebenwirkungen hat. Ein neu entwickeltes Medikament ist Miltefosin®, bei dem, wie die klinischen Studien ergaben, die Heilungschancen bei ca. 95 Prozent liegen.[152] Tuberkulose, eine weitere durch Armut bedingte Krankheit, wird, was Forschung und Entwicklung angeht, ebenfalls vernachlässigt. Die Tuberkel-Bazillen, die mit der Atemluft in die Lunge gelangen, rufen dort eine Entzündung hervor. Auftretende Symptome sind chronisches Fieber und hartnäckiger Husten, manchmal mit Blutauswurf. Jährlich infizieren sich ca. acht Millionen Menschen über Tröpfcheninfektion mit dem Erreger. Das wäre eigentlich Grund genug, Arzneimittel für die Entwicklungsländer zu produzieren und auf den Markt zu bringen. Nach Schätzungen von Médecins Sans Frontières sind aber nur rund 400.000 der Tuberkuloseinfizierten auch in der Lage, ihre Medikamente zu bezahlen. Dieser Prozentsatz liegt unter der Rentabilitätsschwelle für Investitionen. Da sich die wenigsten Betroffenen ein Pharmakon leisten können, geht man davon aus, dass weltweit alle zehn Sekunden ein Mensch an Tuberkulose stirbt.[153]

---

[150] Vgl. http://www.leishmaniose.de/leishmaniose.html [28.02.2004]
[151] Ausdruck aus der Hindisprache für Schwarzes Fieber, auch Dum-Dum-Fieber genannt; befällt die inneren Organe
[152] Vgl. Eibl, H. (2000)
[153] Vgl. Bulard, M. (2003), S. 2

## 13.6 Forschungsaktivitäten der Industrie im Bereich der Neglected Diseases

Gro Harlem Brundtland, ehemalige Generaldirektorin der WHO, befürchtet, dass auch im 21. Jahrhundert zunächst über eine Milliarde Menschen so gut wie nicht von der Revolution im Gesundheitswesen profitieren werden,[154] obwohl weltweit jährlich ca. 74 Milliarden US-Dollar für medizinische Forschung ausgegeben werden. Die Forschungsgelder kommen zur Hälfte von Regierungen, zu 42 Prozent von der Pharmaindustrie, zu acht Prozent von Universitäten und gemeinnützigen privaten Quellen.[155] Nur ein Zehntel der Mittel wird für die Erforschung der so genannten *Armutskrankheiten* eingesetzt, obwohl 80 Prozent der Weltbevölkerung von diesen betroffen sind. Das heißt, 67 der 74 Milliarden US-Dollar werden für die Erforschung von Krankheiten und die Entwicklung entsprechender Medikamente in den reichen Ländern ausgegeben. Zur Veranschaulichung der Interessen der Pharmaindustrie auf dem Weltmarkt soll Abbildung 33 dienen.

**Abb. 33:** Arzneimittelversorgung durch den Weltpharmamarkt

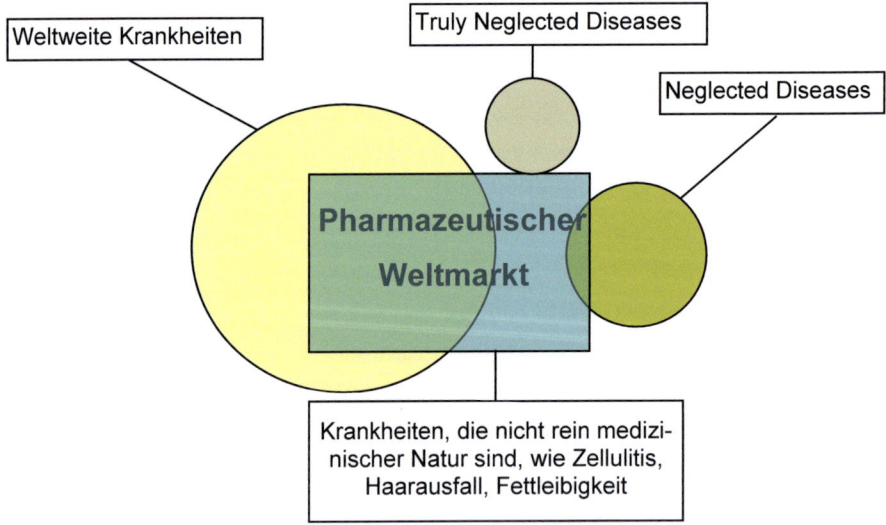

Weltweite Krankheiten

Truly Neglected Diseases

Neglected Diseases

Pharmazeutischer Weltmarkt

Krankheiten, die nicht rein medizinischer Natur sind, wie Zellulitis, Haarausfall, Fettleibigkeit

**Quelle:** eigene Abbildung, in Anlehnung an Smith, D. et al. (2001), S. 11

---

[154] Brundtland, G. (1999), Rede im Rahmen der 52.Weltgesundheitsversammlung, Mai 1999
[155] Vgl. Gerster, R. (2002), S. 1

Ein wesentlicher Grund für dieses Ungleichgewicht zwischen Entwicklungsländern und Industriestaaten ist die fehlende Kaufkraft der Armen. Deshalb besteht auch immer die Gefahr, dass Hersteller ein fertiges Medikament wegen zu geringer Gewinne vom Markt nehmen. Das war der Fall bei Eflornithin®, einem hochwirksamen Medikament gegen die Schlafkrankheit. Erst massive Proteste der WHO und Gespräche zwischen dem Hersteller und der WHO haben schließlich dazu geführt, dass das Medikament nach kurzer Unterbrechung zunächst weiterproduziert und später das Patent an die WHO abgegeben wurde.[156] Inzwischen wird die Produktion von einer anderen Firma fortgeführt. Ansonsten hätten die Infizierten nur noch mit dem inzwischen 70 Jahre alten, weniger wirksamen und sehr schlecht verträglichen Melarsoprol®, das Arsen in einer organischen Verbindung enthält, behandelt werden können.[157]

## 13.6.1 Forschungsprioritäten der Pharmaindustrie

Die umfassendste Untersuchung zu den Forschungsprioritäten der Pharmaindustrie zwischen 1975 und 1999 haben Trouiller et al.[158] im Jahr 2002 vorgelegt. Fazit ihrer Studie ist: Die Arzneimittelforschung orientiert sich weitgehend an wirtschaftlichen Interessen, weshalb es gravierende Forschungsdefizite im Bereich der *Krankheiten der Armen* gibt. Am deutlichsten ist der Mangel bei Tropenkrankheiten wie Leishmaniose, Bilharziose oder Lepra. Die Forschungsanstrengungen in diesem Bereich sind seit Mitte des vergangenen Jahrhunderts mehr oder weniger versiegt.

Die meisten Entdeckungen und Entwicklungen der heute bei Tropenkrankheiten eingesetzten Pharmaka erfolgten bereits zu Beginn des 20. Jahrhunderts auf Betreiben der Kolonialmächte. In dem Maße, in dem diese sich aus den betroffenen Gebieten zurückzogen, ging auch die Entwicklung neuer Medikamente zur Behandlung von Tropenkrankheiten zurück. Bereits ausgerottet geglaubte Krankheiten wie Malaria, Tuberkulose und die Schlafkrankheit treten heute wieder verstärkt auf, da immer mehr Erreger gegen die alten Wirkstoffe resistent werden. Inzwischen ist die Entwicklung neuer Arzneimittel fast vollkommen zum Erliegen gekommen, obwohl der Bedarf an sicheren und wirksamen Pharmaka

---

[156] Luppe, T., Policy Advisor Access Campaign - Ärzte ohne Grenzen, Berlin, Telefonat am 15.03.2004
[157] Vgl. Schaaber, J. (2003), S. 4
[158] Vgl. Trouiller, P. et al. (2002), S. 2188 - 2194

zur Behandlung von Tropenkrankheiten ständig steigt. Um die Forschungsinten-
sität bei Tropenkrankheiten mit der bei Krankheiten, die in Industriestaaten auftreten, besser vergleichen zu können, als es durch die Auflistung der pro Krankheit entwickelten Medikamente möglich ist, bildeten Trouiller et al. ein Verhältnis
zwischen der Krankheitslast und der Zahl der von 1975 bis 1999 entwickelten
Wirkstoffe gegen diese Leiden. Dadurch ergibt sich ein deutlicheres Abbild der
Forschungsanstrengungen als durch die bloße Auflistung der pro Krankheit entwickelten Pharmaka.

**Tabelle 12:** Verlorene gesunde Lebensjahre

| Therapiegebiet | Verlorene gesunde Lebensjahre | | | |
|---|---|---|---|---|
| | Anzahl in Mio. | Weltweit in % | Reiche Länder in % | Entwicklungs- und Schwel- lenländer in % |
| Zentrales Nervensystem | 159,46 | 11,5 | 23,5 | 10,5 |
| Herz-Kreislauf | 143,02 | 10,3 | 18,0 | 9,7 |
| Zytostatika (Krebserkrankungen) | 84,87 | 6,1 | 15,8 | 5,2 |
| Nicht infektiöse Atemwegserkrankungen | 61,60 | 4,5 | 7,4 | 4,2 |
| Anti-Infektiva und Parasitenerkrankungen | 409,08 | 29,6 | 4,2 | 31,8 |
| HIV/AIDS | 70,93 | 5,1 | 0,9 | 5,5 |
| Tuberkulose | 28,19 | 2,0 | 0,1 | 2,2 |
| Malaria | 39,27 | 2,8 | 0,0 | 3,1 |
| Tropenkrankheiten | 130,35 | 9,4 | 0,3 | 10,2 |
| Rest | 524,54 | 37,9 | 31,1 | 38,6 |
| Gesamt | 1382,56 | 100 | 100 | 100 |

**Quelle:** Trouiller, P. et al. (2002), S. 2189

In dem fünfundzwanzigjährigen Beobachtungszeitraum wurde für alle Krankheiten pro Million verlorener gesunder Lebensjahre im Schnitt ein neuer Wirkstoff
auf den Markt gebracht. Auf die verbreitetsten Erkrankungen in den Industrieländern umgerechnet ergibt sich ein Wert zwischen 1,25 und 1,44 Medikamenten pro Million DALY[159].

Ein Vergleich der Daten zeigt, die Wahrscheinlichkeit ist 13mal größer, dass ein
Medikament gegen Krebserkrankungen oder Erkrankungen des Zentralen Ner-
vensystems entwickelt wird und auf den Weltmarkt kommt als eines gegen eine

---

[159] Abkürzung für Disability-Adjusted Life Years

Tropenkrankheit. Drückt man das Verhältnis in Geldwert aus, wird der Unterschied noch eklatanter. Für nicht infektiöse Atemwegserkrankungen werden pro Million verlorener gesunder Lebensjahre Medikamente im Wert von 307 Millionen US-Dollar verkauft, für Tropenkrankheiten sind es dagegen nur drei Millionen US-Dollar. Hauptgrund dafür ist, dass sich die Kosten für Forschung, Entwicklung und klinische Studien zur Herstellung von Neglected Drugs für die Pharmaindustrie nicht amortisieren.

**Tabelle 13:** Neue Medikamente nach Therapiegebieten von 1975 bis 1999

| Therapiegebiet | Zugelassene neue chemische Wirkstoffe | Anteil am weltweiten Verkauf | Neue chemische Wirkstoffe/ DALY* | Umsatz in Mio. US-Dollar /DALY* |
|---|---|---|---|---|
| Zentrales Nervensystem | 211 | 15,1 | 1,32 | 193 |
| Herz-Kreislauf | 179 | 19,8 | 1,25 | 283 |
| Zytostatika (Krebserkrankungen) | 111 | 3,7 | 1,31 | 90 |
| Nicht infektiöse Atemwegserkrankungen | 89 | 9,3 | 1,44 | 307 |
| Anti-Infektiva und Parasitenerkrankungen | 224 | 10,3 | 0,55 | 52 |
| HIV/AIDS | 26 | 1,5 | 0,37 | 44 |
| Tuberkulose | 3 | 0,2 | 0,11 | 11 |
| Malaria | 4 | 0,1 | 0,10 | 5 |
| Tropenkrankheiten | 13 | 0,2 | 0,10 | 3 |
| Rest | 579 | 41,9 | 1,10 | 163 |
| Gesamt/Durchschnitt | 1393 | 100 | 1,01 | 148 |

\* Bedeutet: Disability-Adjusted Life Years
**Quelle:** Trouiller, P. et al. (2002), S. 2189

Um den aktuellen Trend bei der Forschung auf dem Gebiet der Neglected Diseases zu erfahren, hat die Arbeitsgruppe *Drugs for Neglected Diseases* gemeinsam mit der Harvard School of Public Health eine Umfrage bei den zwanzig größten Pharmafirmen der Welt durchgeführt. Gefragt wurde nach ihren aktuellen Forschungsinitiativen auf dem Gebiet der fünf häufigsten Neglected Diseases. Von den zwanzig angeschriebenen Unternehmen antworteten lediglich dreizehn, davon hatten nur elf den ihnen zugesandten Fragebogen ausgefüllt. Der Umsatz dieser elf Unternehmen, die zum Erhebungszeitpunkt zu den führenden Pharmakonzernen der Welt zählten, betrug nahezu 117 Milliarden US-Dollar. Im Jahr 2002 waren das ca. 27 Prozent des Umsatzes auf dem Weltpharmamarkt. Von deren Etats für Forschung und Entwicklung, die von 500 Millionen bis zu über einer Milliarde US-Dollar reichten, wurden maximal 25 Prozent, von den meisten aber eher weniger, für Forschung und Entwicklung im Bereich Infektionskrankheiten investiert.[160]

Sieben Unternehmen berichteten, dass sie weniger als ein Prozent ihres Budgets für eine der im Fragebogen erwähnten Krankheiten ausgeben würden. Nur ein Unternehmen gab an, mehr als 15 Prozent seines Haushalts in die Forschung und Entwicklung von Infektionskrankheiten wie Tuberkulose und Malaria zu investieren. Eine weitere Befragung der Pharmaindustrie, durchgeführt vom Pharmaceutical Research and Manufacturers of America[161], brachte ähnliche Ergebnisse. Im Jahr 2000 wurden danach 137 Medikamente gegen Infektionskrankheiten entwickelt, davon aber nur zwei gegen Tropenkrankheiten.[162]

**Tabelle 14:** Forschung und Entwicklung im Bereich Neglected Diseases

| Krankheiten | Unternehmen, die in Forschung und Entwicklung von vernachlässigten Krankheiten investieren | Anzahl der Unternehmen, die für die vergangenen fünf Jahre folgende Aktivitäten angaben: | | |
|---|---|---|---|---|
| | | Screening | Präklinische oder klinische Entwicklungsphase | Markteinführung eines Produkts |
| Schlafkrankheit | 0 | 0 | 0 | 0 |
| Chagas | 1 | 0 | 1 | 0 |
| Leishmaniose | 1 | 0 | 1 | 0 |
| Malaria | 2 | 1 | 2 | 2 |
| Tuberkulose | 5 | 4 | 3 | 1 |
| Andere Infektionskrankheiten* | 9 | 0 | 8 | 6 |

* virale, bakterielle Pilzinfektionen
**Quelle:** Smith, D. et al. (2003), S.12

## 13.6.2 Stellenwert der Gesundheitspolitik im Vergleich

Betrachtet man die Aufteilung des Bruttoinlandsprodukts in einzelnen Staaten auf die drei Ausgabengebiete Gesundheit, Militär und Erziehung, so ergeben sich laut einer Studie der WHO aus dem Jahr 2002 im internationalen Vergleich gravierende Unterschiede. Besonders auffällig ist, dass in manchen Entwick-

---

[160] Vgl. Smith, D. et al. (2003), S. 11 - 12
[161] . Verband der amerikanischen Pharmaindustrie
[162] Vgl. Smith, D. et al. (2003), S. 12

lungs- und Schwellenländern ein überproportional großer Anteil des Bruttoinlandsprodukts für militärische Zwecke ausgegeben wird. Investitionen auf dem
Gesundheitssektor wären aber dringend notwendig, um die Forschung, Entwicklung und Herstellung von Arzneimitteln zu fördern sowie die für die Distribution
der Arzneimittel nötigen Infrastrukturen zu schaffen.

**Abb. 34:** Staatsausgaben in Prozent des Bruttoinlandsprodukts

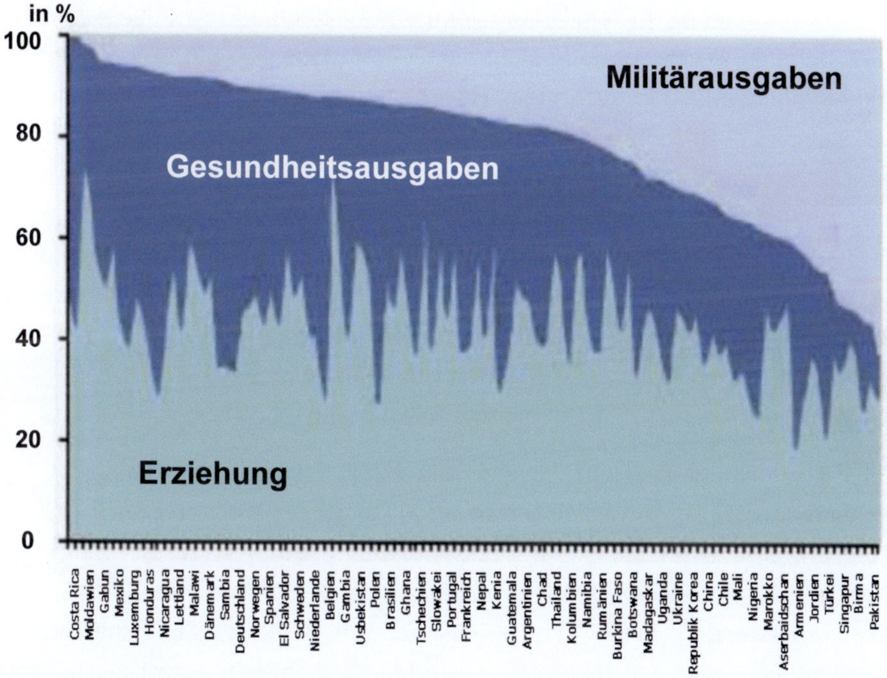

Die Graphik enthält die Daten von 108 Staaten. Aus Platzgründen wurden nur 54 Staaten
namentlich aufgeführt. Dadurch könnten leichte Verschiebungen zwischen Graphik und
Achsenbeschriftung entstanden sein.
**Quelle:** Morel, C. (2003), S. 2

## 13.7 Möglichkeiten, die Entwicklung von Arzneimitteln für Neglected Diseases zu fördern

Schon seit vielen Jahren ist bekannt, dass in den Entwicklungsländern wirksame
und sichere Medikamente gegen die Tropenkrankheiten nicht in ausreichenden
Mengen zur Verfügung stehen. Aber erst in den letzten Jahren wuchs immer
mehr die Einsicht, dass die reichen Länder die ärmeren Regionen bei ihrem
Kampf gegen diese Krankheiten unterstützen müssen. Seitdem wird versucht,

durch neue Initiativen die Forschung auf dem Gebiet der vernachlässigten Krankheiten voranzutreiben. Die Europäische Kommission hat dazu das Aktionsprogramm *Accelerated Action on HIV/AIDS, Malaria and Tuberculosis in the Context of Poverty Reduction* ins Leben gerufen.[163] Außerdem hat die EU eine sektorenübergreifende Analyse der Problemlage in Auftrag gegeben. In deren Abschlussbericht wird auch auf mögliche Lösungsansätze hingewiesen. Der Schwerpunkt liegt dabei auf Medikamenten gegen HIV/AIDS, Tuberkulose und Malaria. Alle drei sind Krankheiten, von denen auch die Entwicklungsländer bereits betroffen sind, oder es besteht die Gefahr, dass sich die Krankheiten auch in den Industriestaaten ausbreiten. Besonders vernachlässigte Krankheiten, wie z.B. Leishmaniose oder die Schlafkrankheit, werden darin namentlich nicht erwähnt. Dies lässt befürchten, dass Menschen, die unter Tropenkrankheiten leiden, auch in absehbarer Zeit keine nennenswerte Hilfe zu erwarten haben. Außerdem werden in den Empfehlungen hauptsächlich marktorientierte Lösungsansätze favorisiert, von denen sich die Menschen in der Dritten und Vierten Welt wegen ihrer geringen Kaufkraft keine besondere Hilfe erhoffen können. Daher plant auch die Europäische Kommission, angemessene Anreize zur Förderung privater Investitionen in Forschung und Entwicklung zu bieten.

Zur Zeit der Kolonialisierung spielten staatliche Stellen eine wesentliche Rolle bei der Entwicklung von Medikamenten für Tropenkrankheiten. Die Grundlagenforschung und Entwicklung von Medikamenten, die von staatlicher Seite unterstützt wurde, erfolgte an den Universitäten oder in Einrichtungen, die dem Militär[164] unterstanden. Den Universitäten wie dem Militär fehlen heute aber die Möglichkeiten oder das Interesse, neue Medikamente zu entwickeln. Deshalb sind die Entwicklungsländer fast ausschließlich auf die Medikamente der Pharmaindustrie angewiesen. Da sich die Unternehmen im internationalen Wettbewerb behaupten müssen, hängt die Entscheidung, einen entwickelten Wirkstoff als Medikament auf den Markt zu bringen, wesentlich von dessen Gewinnaussichten ab. In der freien Marktwirtschaft reguliert sich der Marktpreis durch Angebot und Nachfrage. Im Bereich der Neglected Diseases funktioniert dieser Mechanismus nur sehr bedingt. Von Neglected Diseases sind zwar viele betroffen, aber die meisten verfügen nicht über die notwendigen finanziellen Mittel, um

[163] Vgl. http://europa.eu.int/comm/research/info/conferences/edctp/pdf/com-2001-96_final_en.pdf [16.10.2004]
[164] Wie zum Beispiel das Walter Reed Army Institute of Research

eine Therapie bezahlen zu können. Deshalb hält sich das Engagement der Wirtschaft bei der Entwicklung entsprechender Medikamente oftmals sehr in Grenzen. Um die Forschungsaktivitäten stärker auf vernachlässigte Krankheiten zu lenken, werden verschiedene Möglichkeiten in Betracht gezogen. Einige sollen im Folgenden kurz vorgestellt werden.

### 13.7.1 Steuerliche Vorteile

Die heute sehr hohen Kosten für Forschung und Entwicklung können allein durch den Verkauf der Medikamente in absehbarer Zeit kaum erwirtschaftet werden. Ein denkbarer Anreiz wären steuerliche Vergünstigungen bei der Anschaffung oder Abschreibung von Laboreinrichtungen, die zur Entwicklung von Neglected Drugs dienen.

### 13.7.2 Ausdehnung des Patentrechts

Die Idee, durch *roaming market exclusivity* bei der Industrie das Interesse an der Entwicklung von Neglected Drugs zu steigern, stammt von der WHO. Dadurch soll einem Pharmaunternehmen, das auf einen Wirkstoff zur Herstellung von Neglected Drugs das Patentrecht erhalten hat, die Möglichkeit gegeben werden, dieses Patent auf ein anderes Arzneimittel mit vergleichsweise größeren Umsatzzahlen auszudehnen. Die Unternehmen hätten dadurch die Möglichkeit, Arzneimittel, mit denen sie hohe Gewinne erwirtschaften, länger vor der Konkurrenz durch Generika-Hersteller zu schützen. Die Mindereinnahmen mit einem Neglected-Arzneimittel könnten durch die Gewinne mit einem anderen Pharmakon ausgeglichen werden.

### 13.7.3 Gesetz zur Förderung von Neglected Drugs

In den USA, in Japan, Australien und in der Staatengemeinschaft Europa wurden in den vergangenen 30 Jahren Gesetze zur Förderung von Orphan Drugs verabschiedet. Damit soll erreicht werden, dass Medikamente gegen seltene Krankheiten entwickelt und auf den Markt gebracht werden. Inzwischen wurden auf Grund der Anreize[165], die diese Gesetze bieten, weltweit etwa 450 Arzneimittel gegen seltene Leiden auf den Markt gebracht. Es wäre vorstellbar, dass ähnliche Gesetze für Neglected Diseases in den oben genannten Staaten auf den Weg gebracht werden.

---

[165] Marktexklusivität, bevorzugte Bearbeitung durch die Zulassungsbehörde, Gebührennachlass

## 13.7.4 Schaffung von Rückkauffonds

Eine weitere, häufig diskutierte Möglichkeit wäre die Schaffung eines Rückkauffonds für Medikamente gegen Neglected Diseases.[166] Die notwendigen Gelder müssten durch Spenden von öffentlichen Institutionen und von Privatpersonen aufgebracht werden. Ziel dieser Fonds ist es, die Patentrechte für Wirkstoffe zu erwerben und damit den Unternehmen die entstandenen Entwicklungskosten ganz oder teilweise zu ersetzen. Damit soll der kostengünstigere Verkauf von Medikamenten ermöglicht werden. Voraussetzung ist aber, dass der Hersteller ganz oder teilweise auf mögliche Gewinne verzichtet. Es wäre denkbar, einen Teil der entgangenen Gewinne durch steuerliche Vergünstigungen auszugleichen. Kritiker weisen allerdings darauf hin, dass dadurch Gewinne der Unternehmen von der öffentlichen Hand subventioniert würden. Außerdem haben die Unternehmen die Möglichkeit, die entwickelte Substanz bei der Herstellung anderer Produkte[167] einzusetzen.

## 13.7.5 Einbindung der Tourismusbranche

Unter der zunehmenden Ausbreitung der Tropenkrankheiten leiden auch die Reiseanbieter. Bestimmte Ziele werden für Touristen immer unattraktiver, da die Gefahr steigt, sich im Urlaubsland mit einer Neglected Disease zu infizieren. Deshalb müssten gerade Reiseanbieter, aber auch die Touristen an der Entwicklung und Verbesserung von Schutzimpfungen und prophylaktischen Medikamenten interessiert sein. Inwieweit sich die beiden Gruppen in die Unterstützung entsprechender Maßnahmen einbinden lassen, wäre zu überlegen. Eine Möglichkeit wäre, Reiseveranstalter dafür zu gewinnen, in einen Fonds einzuzahlen. Ein möglicher zusätzlicher Anreiz dies zu tun könnte sein, dass die Tourismusbranche durch solche Aktionen ihr öffentliches Image steigern könnte.

## 13.7.6 Ausbau der Kapazitäten in den Entwicklungsländern

Ein Großteil der Neglected Drugs wird in Industrieländern entwickelt und produziert. Die hohen Standort- und Lohnkosten lassen sich nur wieder über den Marktpreis erwirtschaften. Durch eine Verlagerung der Forschungslabors und der Produktionsstätten in die Entwicklungsländer könnten die Kosten verringert und somit der Marktpreis für die Medikamente gesenkt werden. Voraussetzung

---

[166] Vgl. Smith, D. et al. (2003), S. 26
[167] Arzneimittel Vaniqa®

dafür ist, dass die Industriestaaten bereit sind, ausländische Wissenschaftler an ihren Universitäten und Instituten auszubilden sowie den Aufbau von Produktionsstätten durch die Gewährung von Krediten zu unterstützen.[168]

## 13.7.7 Public-Private Partnerships

Ziel solcher Zusammenschlüsse könnte sein, die Erforschung von Neglected Diseases und die Herstellung von Neglected Drugs zu fördern. Die gegründeten Public-Private Partnerships könnten Forschung und Entwicklung durch Fachwissen, Finanzmittel und die Bereitstellung von Kapazitäten unterstützen. Erste Public-Private Partnerships wurden bereits zur Bekämpfung der Malaria gegründet.[169]

## 13.8 Beseitigung der Armut – Vorraussetzung für eine bessere Bekämpfung der Neglected Diseases

Die Gesundheitsprobleme in den Entwicklungsländern sind nur dann effizient lösbar, wenn Maßnahmen ergriffen werden, die kurzfristig und langfristig zur Verbesserung der Gesundheitsverhältnisse und der Lebensqualität in den betroffenen Staaten beitragen. Die kurzfristigen gesundheitspolitischen Interventionen sollten für die Betroffenen möglichst schnell zu sichtbaren, positiven Ergebnissen führen. Deshalb müssen sie darauf ausgelegt sein, Volkskrankheiten auszurotten und ein Netz von Krankenstationen zu schaffen, in denen eine für alle zugängliche medizinische Beratung und Untersuchung sowie medikamentöse Behandlung erfolgen kann.[170] Durch diese ersten Schritte wird nicht nur die Akzeptanz in der Bevölkerung für entsprechende Maßnahmen hergestellt, sondern auch das Vertrauen für weitere Aktionen geweckt. Denn ohne die Einsicht, dass die getroffenen Maßnahmen auf Dauer zu einem besseren Gesundheitsniveau führen, wird die Bevölkerung auch die best gemeinten Aktionen nicht aktiv unterstützen. Das Vertrauen der Menschen und ihre Mithilfe bei den weiteren Interventionen werden aber gebraucht.

Da alle Maßnahmen in den Entwicklungsländern unter Bedingungen der Armut erfolgen, sollten sie möglichst einfach und so angelegt sein, dass die *Schwächsten und Ärmsten* von den initiierten Projekten nicht ausgegrenzt werden. Anhand

---

[168] Vgl. Smith, D. et al. (2003), S. 26
[169] Ebd. S. 27
[170] Vgl. Leisinger, K. (2004), [05.03.2005]

dieser Vorgaben kann eine Dringlichkeitsliste der anstehenden Interventionen erstellt werden:

➤ Impfungen gegen die vorherrschenden Infektionskrankheiten
➤ Schwangerschaftsvorsorgeuntersuchungen
➤ Entbindungen unter Mithilfe von ausgebildetem Fachpersonal
➤ Vorsorgeuntersuchungen für Mutter und Kind
➤ fachgerechte Behandlung von Verletzungen und Krankheiten
➤ Bereitstellung notwendiger Medikamente
➤ bildungs- und kulturangepasste Gesundheitsaufklärung[171]

Auf Grund der finanziellen, organisatorischen und politischen Situation in den Entwicklungsländern wird es nicht möglich sein, alle Probleme gleichzeitig in Angriff zu nehmen. Deshalb müssen Prioritäten gesetzt werden. Bei der Bekämpfung der Krankheiten wird man sich zunächst auf die Leiden mit der größten Verbreitung, der höchsten Sterblichkeit und der höchsten Invalidität innerhalb der jeweiligen Gemeinschaft konzentrieren müssen. Bei Infektionskrankheiten wie Polio oder Tuberkulose wird der Schwerpunkt auf Schutzimpfungen liegen, zum Schutz vor HIV/AIDS ist die Verteilung von Kondomen eine wichtige Maßnahme. Die Ursache für eine Reihe von Armutskrankheiten ist Unter- und Fehlernährung oder der Befall mit Parasiten. Für einige dadurch hervorgerufenen Leiden gibt es keine eigenen vorbeugenden Maßnahmen. Um diese Krankheiten einzudämmen, müssen die kurzfristigen Interventionen, die hauptsächlich zu ihrer medizinischen Bekämpfung eingesetzt werden, durch langfristig geplante Interventionen ergänzt werden.

Die oben aufgeführten Maßnahmen wirken nur kurzfristig, weil sie lediglich die Symptome bekämpfen, aber nicht helfen, die Ursachen der hohen Sterblichkeits- und Krankheitsrate zu beseitigen, nämlich die Armut. Um die Gesundheitssituation auf Dauer zu verbessern und zu stabilisieren, müssen Schritt für Schritt die Grundbedürfnisse der Menschen erfüllt und krankmachende Lebensumstände beseitigt werden. Dazu gehört, dass die sanitären Verhältnisse grundlegend verbessert werden, den Menschen der Zugang zu sauberem Trinkwasser ermöglicht wird, die Stellung und damit das Ansehen der Frau in der Gesellschaft verbessert sowie Bildung und Ausbildung für alle zugänglich gemacht werden.[172]

---

[171] Ebd. (2004), [05.03.2005]
[172] Ebd. (2004), [05.03.2005]

Eine besondere Bedeutung kommt der Bekämpfung der Kinder- und Müttersterblichkeit zu. Während in der Schweiz die Säuglingssterblichkeit bei 6 pro 1.000 Kinder liegt, beträgt sie in Bangladesh 79 pro 1.000 und in Somalia sogar 122 pro 1.000.[173] Die Säuglingssterblichkeit bringt das bestehende Gesundheitsgefälle zwischen Nord und Süd, zwischen Arm und Reich deutlich zum Ausdruck. Hohe Kindersterblichkeit ist eines der größten Probleme in den armen Ländern. Familien in diesen Gebieten der Welt begegnen der Kindersterblichkeit mit einer hohen Geburtenrate. Das ist aus Sicht der Eltern ein verständliches Verhalten, unter gesundheitlichen Aspekten ist es jedoch eher kontraproduktiv. Je kürzer der Abstand zwischen den Geburten ist und je mehr Kinder eine Frau bekommt, desto größer ist die Wahrscheinlichkeit, dass die Kinder und die Mutter erkranken oder sterben.

Deshalb müssen die medizinische Versorgung bei der Geburt durch ausgebildete Ärzte oder Hebammen sowie das Anbieten von Vorsorgeuntersuchungen ein vorrangiges Ziel aller Gesundheitsmaßnahmen darstellen. Die Abnahme der Säuglings- und Kindersterblichkeit würde aber zu einem noch schnelleren Bevölkerungswachstum führen. Laut dem Weltbevölkerungsbericht der UNO aus dem Jahr 2002 wird sich in den nächsten 50 Jahren die Bevölkerung in den 49 ärmsten Ländern der Welt etwa verdreifachen.[174] Dies hätte aber angesichts der fehlenden Arbeitsplätze und der mangelnden Versorgung mit Nahrungsmitteln die Verarmung weiterer Teile der Bevölkerung zur Folge. Deshalb muss mit den medizinischen Verbesserungen auch eine Aufklärung über Empfängnisverhütung und eine bessere Schulbildung der Frauen einhergehen. Nur dadurch kann erreicht werden, dass Frauen weniger Kinder zur Welt bringen. Die Erfahrungen aus Ländern, die bereits in Familienplanung, Gesundheit und die Bildung der Frauen investiert haben, zeigen, dass die Kinderzahl zurückgeht. Dadurch eröffnet sich den Ländern der Dritten und Vierten Welt eine Möglichkeit, dass die Bevölkerungspyramide eine bessere demographische Entwicklung nimmt. Denn nur eine Verringerung der Säuglingssterblichkeit ohne gleichzeitig rückläufige Geburtenzahlen wird zu einer weiteren Verschärfung der wirtschaftlichen und sozialen Probleme führen und damit die Voraussetzungen für neue Krankheitsepidemien schaffen.[175]

---

[173] Ebd. (2004), [05.03.2005]
[174] Vgl. United Nations Populations Fund (2002), [09.03.2005]
[175] Vgl. Narayan, D. et al. (2000), S. 53

Eine Verbesserung des Gesundheitszustandes innerhalb der Bevölkerung durch die Ausrottung von Infektionskrankheiten würde dazu führen, dass für den Staat Kosten bei der medizinischen Versorgung wegfallen, für Familien würden Behandlungs- und Arzneimittelkosten oder die Versorgung von Kranken und Behinderten verringert. Auf Staatsebene würden Haushaltsmittel, die bisher zur Bekämpfung von Krankheiten wie Malaria, Chagas und Tuberkulose eingesetzt werden mussten, für andere Investitionen frei, die Familien hätten Geld für die Ausbildung ihrer Kinder oder die Verbesserung ihrer Wohnverhältnisse.[176]

---

[176] Vgl. Leisinger, K. (2004), [05.03.2005]

## 14. Wirtschaftlichkeitsanalyse der Orphan Drugs

Im Jahr 2005 betrug der weltweite Arzneimittelumsatz 565,9 Milliarden US-Dollar und lag damit rund vier Prozent über dem Niveau des Vorjahres. Auch für die kommenden Jahre werden weitere Zuwächse prognostiziert. Der größte Teil des Umsatzes, an dem auch die Orphan Drugs beteiligt sind, wird in den Vereinigten Staaten, der EU und im japanischen Raum erwirtschaftet.

**Abb. 35:** Weltmarkt für humane Arzneimittel in Milliarden US-Dollar

in Mrd. US-Dollar

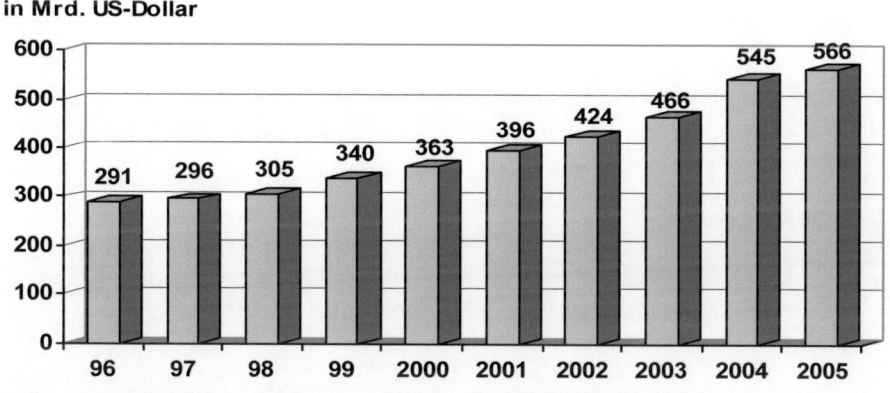

**Quelle:** eigene Abbildung, Daten von IMS Health (2006), [09.05.2006]

In der freien Marktwirtschaft reguliert sich der Markt durch Angebot und Nachfrage. Im Bereich der Orphan Diseases und Neglected Diseases funktioniert dieser Mechanismus nur sehr bedingt. An Orphan Diseases erkranken nur sehr wenige Menschen, weshalb die Nachfrage nach entsprechenden Medikamenten sehr begrenzt ist. Von Neglected Diseases sind zwar viele Patienten betroffen, aber die meisten verfügen nicht über die notwendigen finanziellen Mittel, um eine Therapie bezahlen zu können. Niedrige Absatzzahlen machen es der Wirtschaft schwer, die notwendigen Investitionen zur Entwicklung und Markteinführung von entsprechenden Pharmaka zu amortisieren beziehungsweise Gewinne zu erzielen. Deshalb hält sich das Engagement der Wirtschaft auf diesen Gebieten oftmals sehr in Grenzen. Da weder bei Orphan Diseases noch bei Neglected Diseases die Mechanismen der freien Marktwirtschaft greifen, ist der Staat aus sozialer und ethischer Verantwortung gegenüber seinen Bürgern gefordert, entsprechende Regelungen zu treffen. Ziel dieser Maßnahmen sollte sein, Patienten mit unterschiedlichen Krankheiten die gleichen Chancen zu geben. Die Behandlung von Patienten mit seltenen Leiden sollte ebenso selbstverständlich sein wie die von anderen Patienten. Um dies zu verwirklichen, verabschiedeten in den vergangenen Jahren die meisten Industrieländer ein Orphan-Drug-Gesetz. Etwa zeitgleich erfolgte die Entschlüsselung des menschlichen Genoms. Dadurch erlebte die Gentechnologie einen weltweiten Aufschwung. Beide Faktoren beeinflussten sich gegenseitig positiv und führten zu einem verstärkten Engagement der Unternehmen im Bereich der Orphan Diseases. In den USA waren biologische Arzneimittel, die mit Hilfe von mikrobiologischen oder gentechnologischen Verfahren isoliert oder hergestellt wurden, unter den geltenden Gesetzen nicht patentierbar. Ab Mitte der siebziger Jahre gewann die Gentechnik bei der Herstellung von Arzneimitteln immer mehr an Bedeutung. Die Einführung der Marktexklusivität kam für diesen aufstrebenden Industriezweig gerade zur rechten Zeit, denn etwa 80 Prozent aller Orphan Diseases sind genetisch bedingt.[177]

**Abb. 36:** Anteil der Orphan Drugs an den von der FDA zugelassenen Arzneimitteln und biologischen Präparaten von 1992 bis Mai 2006

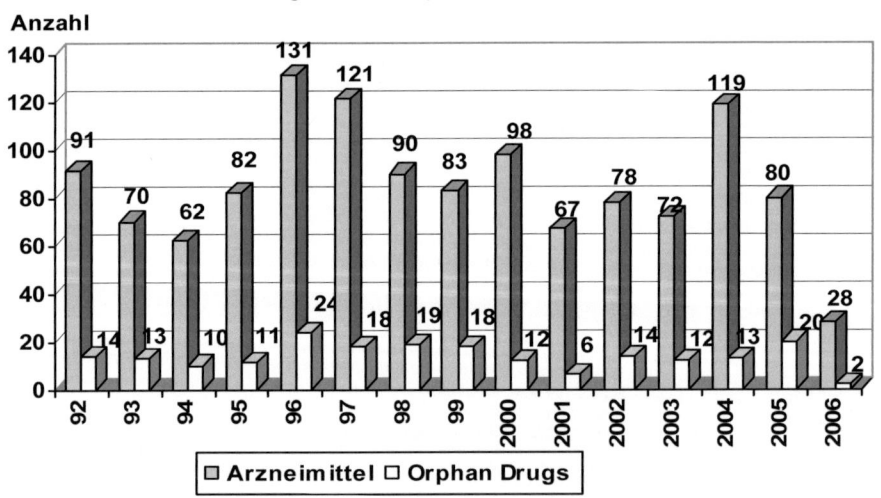

**Quelle:** eigene Abbildung, Daten von FDA (2006), Stand: 06.06.2006

Mit der Herstellung von Orphan Drugs konnten Unternehmen eine Marktnische

---

[177] Vgl. http://www.doccheck/newsletter/de/2003 [30.11.2003]

erschließen und sich auf dem Markt etablieren. Betrachtet man ausschließlich die jährlichen Marktzulassungen von Orphan Drugs, könnte der Eindruck entstehen, dass sich das Interesse der Investoren in Grenzen hält. Vergleicht man jedoch die Zulassungszahlen der Orphan Drugs mit den Zahlen der Gesamtzulassungen für Arzneimittel und biologische Präparate, so ergibt sich ein anderes Bild. Abbildung 36 zeigt, dass in den USA der Anteil der Orphan Drugs an den Zulassungen von 1992 bis Juni 2006 über 16 Prozent betrug.

## 14.1 Marktversagen

Orphan Diseases und Neglected Diseases leiden beide unter dem gleichen Problem, wenn auch aus unterschiedlichen Gründen. Sie werden bei der Entwicklung von Arzneimitteln aus wirtschaftlichen Erwägungen vernachlässigt. Bei der folgenden Betrachtung wird nur noch auf die Problematik der Orphan Drugs eingegangen. Da die gesetzliche Regelung dafür in den USA am längsten in Kraft ist, wird wegen des Langzeiteffektes häufiger auf diese Bezug genommen. Wie in allen übrigen Bereichen gelten auch auf dem Gebiet der Arzneimittelproduktion die Gesetze der freien Marktwirtschaft, die durch Angebot und Nachfrage geregelt werden. Bei Orphan Drugs greifen diese Regelmechanismen allerdings nicht. Wegen der niedrigen Verkaufszahlen wird die Gewinnschwelle bei Orphan Drugs – wenn überhaupt – erst nach vielen Jahren überschritten.[178] Da sich dieses Marktversagen auf absehbare Zeit nicht von alleine lösen wird, lassen sich staatliche Maßnahmen vor allem unter dem Aspekt der ethischen und gesundheitspolitischen Verantwortung rechtfertigen.

Pharmaunternehmen sehen im Verkauf von Generika durch Dritthersteller ein Problem, da ihnen dadurch ein Großteil ihrer erwarteten Einnahmen verloren geht.[179] Für sie sind Generikahersteller *free rider*, die vorhandene Ressourcen nutzen, ohne sich selbst adäquat an den Forschungskosten für die Bereitstellung dieser Ressourcen zu beteiligen. Für die Gesundheitsbudgets bedeutet es jedoch eine Entlastung, wenn Ärzte die günstigeren Produkte der Dritthersteller verschreiben. Um gegenüber den Generikaherstellern wettbewerbsfähig zu bleiben, müsste der Ersthersteller den Preis für sein Produkt reduzieren, die Arzneimittelpreise würden sinken und die Krankenkassenbudgets entlastet. Die ge-

---

[178] Vgl. Walluf-Blume, D. (2002), S. 75

[179] Vgl. http://www.vfa.de/De/forschung/amf/amf_standortfaktoren.html [15.03.2004]

ringere Umsatzspanne könnte die Konzerne aber dazu veranlassen, verstärkt in gewinnbringende Forschungsbereiche zu investieren. Für weniger attraktive Forschungsgebiete, wie Orphan Drugs, bliebe dann kaum mehr Geld.

**Abb. 37:** Vergleich der Exklusivvermarktungszeit von 1968 bis 1995

in Jahren

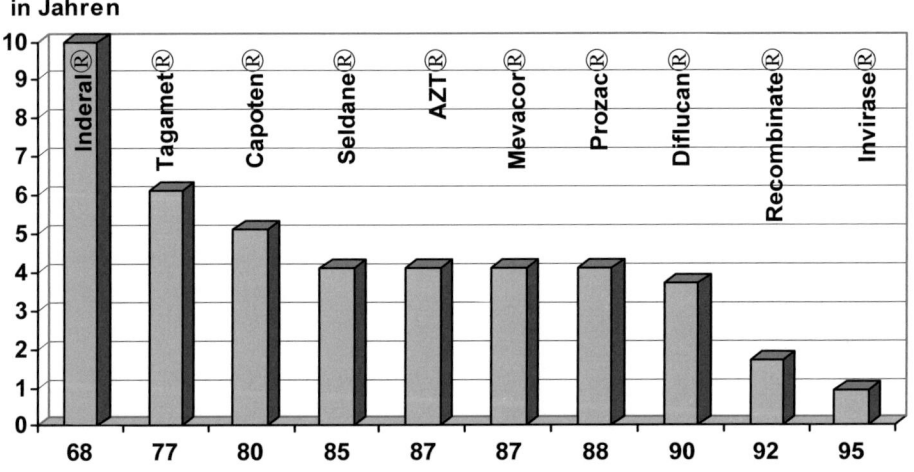

**Quelle:** Bundesverband der Pharmazeutischen Industrie (2002), S. 21

In den 70er Jahren dauerte es zwischen sechs und acht Jahre, bis ein neuer Wirkstoff auf den Markt gebracht werden konnte. Damit verblieb dem Hersteller bei einer Patentlaufzeit von 20 Jahren immer noch eine Alleinvertriebszeit von zwölf bis vierzehn Jahren. Intensivere und langwierigere Forschungsarbeiten und umfangreichere klinische Studien führten dazu, dass bis zur Markteinführung immer mehr Zeit verging. Inzwischen beträgt die Patentrestlaufzeit teilweise nur mehr wenige Jahre, wie Abbildung 37 zeigt. Die Zeitspanne, in welcher der Hersteller sein Produkt exklusiv ohne die Konkurrenz der Generikahersteller vermarkten kann, schrumpft. Unter diesen Voraussetzungen wird kaum ein Hersteller bereit sein, in Forschung und Entwicklung von Produkten zu investieren, die wenig Gewinn erwarten lassen.

Die hohen Kosten für die Erforschung einer neuen chemischen oder biologischen Wirkstoffgruppe stellen nach Meinung der pharmazeutischen Industrie ein weiteres Marktversagen dar. Im Jahr 2001 wurde mit Kosten von bis zu 895 Millionen Euro gerechnet, um ein Pharmakon mit einem neuen Wirkstoff auf den Markt zu bringen. Dieser Betrag ist nach Angaben der Pharmaindustrie notwen-

dig und auch nicht übertrieben, wie die in den vergangenen Jahren ständig steigenden Forschungskosten beweisen. Die Public Citizen Health Group in Wa-
shington[180] hingegen hält eine Summe von allenfalls 110 Millionen Euro für rea-
listisch, die Firmen für Forschung, Entwicklung, Prüfung und Zulassung eines
neuen Arzneimittels aufbringen müssen.

**Abb. 38:** Geschätzte Gesamtkosten, um einen neuen biologischen oder
chemischen Wirkstoff auf den Markt zu bringen

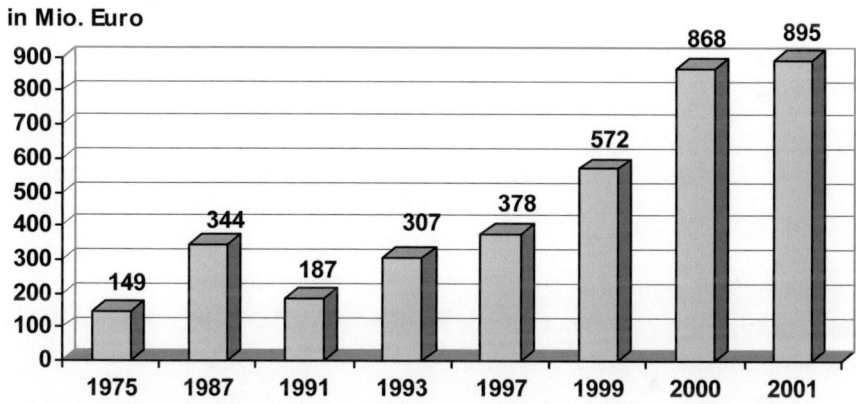

**Quelle:** eigene Abbildung, Daten von EFPIA (2002), S. 19; EFPIA (2005), S. 21

Die erhebliche Differenz zwischen den beiden Summen könnte damit erklärt
werden, dass manche Firmen auch die Vermarktungs- und Marketingkosten bei
diesen Beträgen berücksichtigen. Bestätigt wird dies durch eine Studie des nie-
derländischen Gesundheitsministeriums, wonach bei Pharmaunternehmen zwischen 25 und 30 Prozent des Umsatzes auf Marketing und Vertrieb, aber nur 15
Prozent auf Forschung und Entwicklung entfallen.[181] Die Abbildung 39 veran-
schaulicht, dass sich der prozentuale Anteil der Forschungs- und Entwicklungskosten am Umsatz bei den der EFPIA[182] angeschlossenen Unternehmen in den
Jahren seit 2000 nicht wesentlich geändert hat, auch wenn Forschung und Entwicklung immer komplexer und die gesetzlichen Vorschriften für klinische Studi-
en immer strenger wurden.

---

[180] Vertritt Verbraucherinteressen im Gesundheitsbereich
[181] Vgl. Glaeske, G. et al. (2003), S. 33 - 34; Vgl. ABDA (2005), S.47
[182] Abkürzung für European Federation of Pharmaceutical Industries and Associations

**Abb. 39:** Forschungs- und Entwicklungsausgaben der Pharmaindustrie in der EU in Mio. Euro

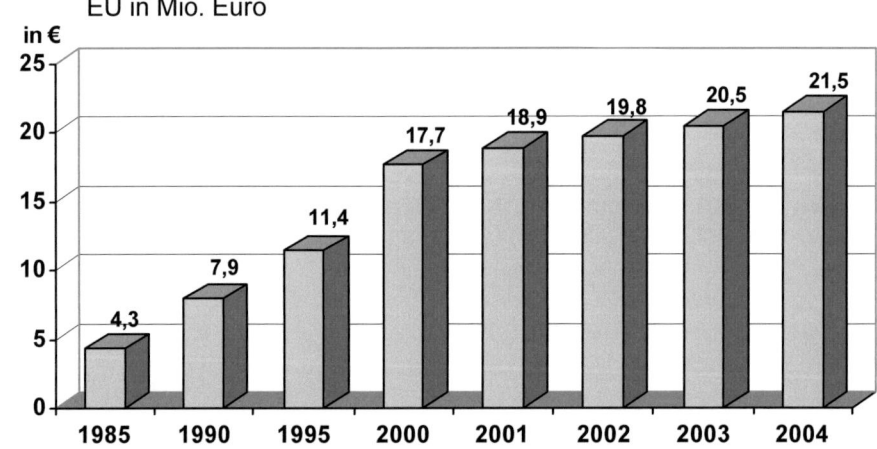

**Quelle:** eigene Abbildung, Daten von EFPIA (2003), S. 17; EFPIA (2005), S. 4

Dies kann nur heißen, dass bei gleichem Forschungsbudget, aber steigenden Forschungskosten die Firmen sich genau überlegen, für welche Krankheiten sie künftig neue Wirkstoffe entwickeln werden.

## 14.2 Staatliche Maßnahmen

In der freien Marktwirtschaft regelt sich der Markt nach dem Prinzip von Angebot und Nachfrage. Versagt dieser Marktmechanismus, kann der Gesetzgeber, um den technischen Fortschritt zu fördern oder das Marktversagen zu beheben, in den Markt durch die Vergabe von zeitlich befristeten Patenten eingreifen. Weltweit haben sich fünf Staaten[183] dazu entschlossen, dem Marktversagen im Bereich Orphan Drugs durch Regelungen entgegenzuwirken. Hauptaugenmerk wurde dabei in fast allen Staaten auf den Schutz geistigen Eigentums gelegt. Um den Pharmaunternehmen für einen gewissen Zeitraum das Alleinvertriebsrecht und somit eine Planungssicherheit zu garantieren, haben sich die Gesetzgeber zur Einführung der Marktexklusivität bei Orphan Drugs entschlossen. In dieser Zeit kann kein Dritthersteller ein Generikum auf den Markt bringen. Dadurch erhält der Hersteller für sein Produkt ein künstlich geschaffenes Monopol, das diesem die Chance bietet, nicht nur die entstandenen Forschungs- und Entwicklungskosten zu decken, sondern auch Gewinne zu erzielen.

---

[183] Die Regelung von Singapur wurd im Buch nicht berücksichtigt.

**Abb. 40:** Marktexklusivität für Orphan Drugs nach Markteinführung

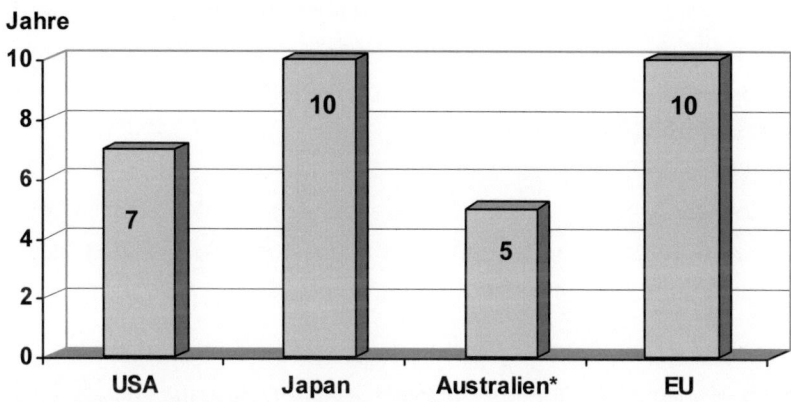

* 5 Jahre – gelten auch für alle übrigen Arzneimittel
**Quelle:** eigene Abbildung

Dieser Eingriff des Gesetzgebers in die Marktwirtschaft ermöglicht es Herstellern aber auch, bei den Preisverhandlungen mit den jeweils zuständigen Behörden ihre Monopolstellung auszunutzen. Auf Grund der bisher mit anderen Produkten gemachten Erfahrungen kann sich der Hersteller ein Bild davon machen, wie die Nachfrager auf die Preisgestaltung reagieren. Normalerweise nimmt die Nachfrage nach einem Gut ab, wenn sein Preis erhöht wird, und die Nachfrager steigen auf Substitutionsprodukte um, falls solche vorhanden sind. Bei Orphan Drugs gibt es diese Möglichkeit in der Regel nicht.

Die Beziehung zwischen Preis und Nachfrage lässt sich mit Hilfe der Formel für die Preiselastizität der Nachfrage berechnen. Die Preiselastizität der Nachfrage gibt die prozentuale Änderung der nachgefragten Menge x eines nachgefragten Gutes an, wenn sich der Preis p dieses Gutes um ein Prozent ändert. Da es sich in diesem Fall beim *Gut* um dringend benötigte Arzneimittel handelt, wird sich die abhängige Variable, die Menge, kaum ändern; deshalb kann von einer absolut starren Nachfrage gesprochen werden.

$$\text{Preiselastizität der Nachfrage} = \frac{\text{relative Mengenänderung}}{\text{relative Preisänderung}}$$

$$\varepsilon_{x,p} = \frac{dx}{x} : \frac{dp}{p} \times (-1) = \frac{dx}{dp} \times \frac{p}{x} \times (-1)$$

In diesem Fall entspricht der Elastizitätskoeffizient von ε dem Wert Null, die Nachfrage ist preisunabhängig stabil. Normalerweise ist jede starre Nachfrage ein Zeichen für das Nichtfunktionieren marktwirtschaftlicher Strukturen. Dieses Angebotsmonopol kann Unternehmen dazu verleiten, bei der Preisgestaltung eine Gewinnmaximierung anzustreben.

Im Jahr 2001 waren unter den zehn weltweit umsatzstärksten Biotech-Arznei-mitteln acht Medikamente, die in den Vereinigten Staaten den Orphan-Drug-Status erhalten haben. Das ist ein Beleg dafür, dass die Marktexklusivität, die den Orphan Drugs gewährt wird, einigen Herstellern große Umsätze bringen kann.

**Tabelle 15:** Ranking der führenden zehn Biotech-Arzneimittel im Jahr 2001

| Handels-name | US-Orphan-Status | Hauptindi-kation | Umsatz welt-weit Mio. US-$ | Hersteller | Zulas-sung |
|---|---|---|---|---|---|
| Epogen Procrit Eprex | + | Anämie | 5.588 | Amgen | Juni 89 |
| Intron A PEG-Intron Rebetron | + | Hepatitis C | 1.447 | Schering-Plough | Nov. 88 |
| Neupogen | + | Neutropenie | 1.300 | Amgen | Feb. 91 |
| Humulin | - | Diabetes | 1.061 | Genentech | Okt. 82 |
| Avonex | + | Multiple Sklerose | 972 | Biogen | Mai 96 |
| Rituxan | + | Non-Hodgkin-Lymphome | 819 | IDEC Phar-maceutcals | Nov. 97 |
| Protropin Nutropin Genotropin Humatrope | + | Wachstums-störungen | 771 | Genentech | Okt. 85 |
| Enbrel | + | Arthritis | 762 | Amgen | Nov. 98 |
| Remicade | + | Crohn`s Krankheit | 721 | Centocor | Aug. 98 |
| Synagis | - | kindliche Atemwegser-krankung | 516 | MedImmune | Juni 98 |

**Quelle:** Maeder, T. (2003), S. 74

Mit diesem Ranking soll aber nicht der Verdacht erweckt werden, dass die Markt-exklusivität, die vom Gesetzgeber zur Förderung von Forschung und Ent-wicklung von Orphan Drugs gedacht ist, von Unternehmen zur Gewinnmaximie-rung ausgenutzt wird.[184] Die aufgezeigten Beispiele sollen auch nicht den Ein-druck erwecken, dass es sich bei Orphan Drugs nur um *Cash Cows* handelt.

Betrachtet man, wie in Abbildung 41 dargestellt, die weltweite Umsatzentwick-lung von fünf durch die EMEA für den europäischen Markt zugelassenen Or-phan Drugs, stellt man fest, dass zwei der Pharmaka innerhalb der Marktexklu-sivität mit ziemlicher Sicherheit den Break-Even-Point erreichen.

**Abb. 41:** Umsatzentwicklung anhand von fünf ausgewählten Orphan Drugs

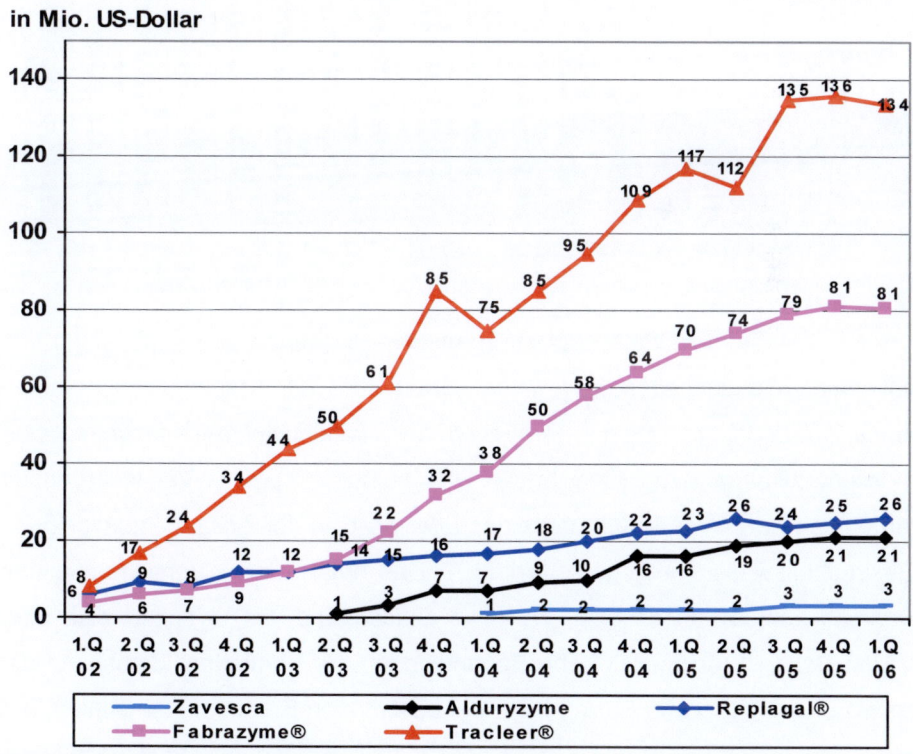

**Quelle:** eigene Abbildung, Zahlen aus den Quartalsberichten/Jahresberichten/ Präsenta-tionen der Firmen Actelion (Tracleer®, Zavesca®), Genzyme (Aldurazyme®, Fabrazyme®) und TKT-Europe (Übernahme von Replagal® durch das Unter-nehmen Shire im Jahr 2005).

---

[184] Vgl. Maeder, T. (2003), S. 75

Auch die anderen drei Orphan Drugs zeigen in dem kurzen Beobachtungszeitraum eine positive Umsatzentwicklung. Eine langfristige Beurteilung ist zum momentanen Zeitpunkt nicht möglich, da die meisten Produkte noch nicht länger als vier Jahre auf dem Arzneimittelmarkt erhältlich sind.

Das Orphan-Arzneimittel Glivec® ist hinter Diovan® für die Firma Novartis das zweitumsatzstärkste Pharmakon geworden, das sie auf dem Markt haben.

**Abb. 42:** Umsatzentwicklung von Glivec® von 2002 bis März 2006 **in Mio. US-Dollar**

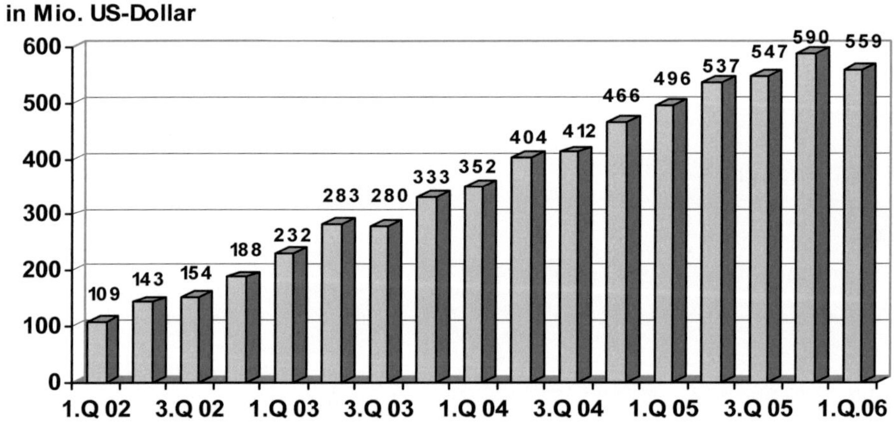

**Quelle:** eigene Abbildung, Daten aus Novartis Quartalsberichten/Jahresberichten

Um zu hohe Arzneimittelkosten zu vermeiden, bemühen sich – abhängig vom nationalen Gesundheitssystem – der Staat oder die Krankenversicherungen durch Verhandlungen mit den Herstellern, die Arzneimittelpreise in einem angemessenen Rahmen zu halten. In den USA versuchen private Versicherungsunternehmen durch die Einführung eines *Lifetime Cap* der Ausgabenexplosion im Gesundheitswesen entgegenzuwirken.[185] Das heißt, einem Versicherten steht während seines Lebens eine maximale Geldsumme von beispielsweise einer Million Dollar[186] für medizinische Behandlungen zur Verfügung. Dieser auf den ersten Blick sehr große Betrag kann bei bestimmten Erkrankungen schnell aufgebraucht sein. Nach Angaben der Kassenärztlichen Vereinigung Hessen liegen die Jahrestherapiekosten für einen an Morbus Pompe erkrankten Patienten bei

---

[185] Kern, M., Health Insurance Company, Mail vom 10.04.2004
[186] Vgl. http://www.healthinsurance.info/HIOUT.HTM [04.04.2004]

etwa 500.000 Euro.[187] Geht man von dieser Summe aus, so wäre das Lifetime Cap, wie es in den USA teilweise üblich ist, bereits nach zwei Jahren erschöpft. Ein Patient, der an chronisch myeloischer Leukämie leidet und mit dem Orphan Drug Glivec® behandelt wird, hätte diese Summe bei jährlichen Medikamentenkosten von etwa. 30.000 Euro[188] nach 27 Jahren aufgebraucht.

In den USA kann ein Hersteller nach der FDA-Zulassung unter dem Schutz der Marktexklusivität sein Arzneimittel frei vermarkten, staatliche Preiskontrolle und Preisfestsetzungen gibt es nicht. Wie in Kapitel 11.1.1 beschrieben, scheiterte in den USA ein Gesetz, in dem nach vier Jahren eine Gewinnüberprüfung vorgesehen war. In der EU, deren Orphan-Drug-Verordnung erst im Jahr 2000 in Kraft trat, hat der Gesetzgeber dieses Problem erkannt und in der Verordnung berücksichtigt. Zeigt sich bereits fünf Jahre nach Marktzulassung, dass mit dem Orphan Drug zu große Gewinne erzielt werden, kann eine Überprüfung stattfinden und die Marktexklusivität aberkannt werden.[189]

Es besteht ebenso die Möglichkeit, dass ein Wirkstoff, der zunächst für eine bestimmte Orphan Disease entwickelt wurde, sich später auch bei anderen Krankheiten als wirksam erweist. So bekam Glivec® im Jahr 2001 die Marktzulassung für chronisch myeloische Leukämie. Im Jahr 2002 erhielt es die Zulassungserweiterung zur Behandlung von gastrointestinalen Stromatumoren, einer seltenen Form von Magendarmkrebs. Dadurch erhöhte sich sprunghaft die Zahl der Patienten, die mit diesem Medikament therapiert werden können, und damit der Umsatz. Inwieweit in solchen Fällen die Aufrechterhaltung der Marktexklusivität gerechtfertigt ist, wäre zu überdenken.

## 14.3 Preisbildung bei Pharmaka

In den Vereinigten Staaten sind zur Zeit 277 Orphan Drugs auf dem Arzneimittelmarkt erhältlich. Man schätzt, dass damit etwa zwölf Millionen Patienten behandelt werden. Bei einer Gesamtbevölkerung von 293 Millionen sind das etwa vier Prozent. In Europa leiden laut Hochrechnungen etwa 25 bis 30 Millionen

---

[187] Vgl. Bausch, J. (2002), S. 416
[188] Müller, L., Siemens Betriebskrankenkasse, Brief vom 26.03.2004
[189] Vgl. Kapitel 6.3 und 15.8

Menschen[190] an einer der 5.000 bis 8.000 Orphan Diseases; in Deutschland, sind es nach Angaben von Alfred Hildebrandt, dem Beauftragten des Bundesgesundheitsministeriums, etwa 250.000 Menschen.

**Tabelle 16:** Orphan-Drug-Preise in Deutschland im Mai 2006

| Orphan Drug | Darreichungs-form | Wirkstoff | Inhalt | Apothekenverkaufs-preis in Euro/Packung |
|---|---|---|---|---|
| Zavesca® | Kapseln | Miglustat | 84 Stück | 8.974,50 |
| Replagal® | Infusion | Agalsidase alfa | 10 Flaschen | 24.058,32 |
| Fabrazyme® | Tr.-Substanz | Agalsidase beta | 5 Flaschen | 23.914,36 |
| Fabrazyme® | Tr.-Substanz | Agalsidase beta | 10 Flaschen | 47.819,32 |
| Tracleer® | Filmtablette | Bosentan | 56 Stück | 3.206,95 |
| Busilvex® | Infusion | Busulfan | 8 Flaschen | 2.917,21 |
| Glivec® 100 | Filmtablette | Imatinib | 20 Stück | 566,65 |
| Glivec® 400 | Filmtablette | Imatinib | 90 Stück | 9.106,60 |
| Aldurazyme® | Infusion | Laronidase | 10 Flaschen | 8.874,81 |
| Aldurazyme® | Infusion | Laronidase | 25 Flaschen | 22.172,94 |
| Somavert® | Durchstech-Fl. | Pegvisomant | 30 Flaschen | 2.851,98 |
| Somavert® | Durchstech-Fl. | Pegvisomant | 30 Flaschen | 5.620,93 |
| **Andere Arzneimittel** | | | | |
| Avonex® [1] | Fertigspritze | Interferon beta-1a | 4 Stück | 1.344,92 |
| Perfan® [2] | Ampulle | Enoximon | 10 Ampullen | 386,26 |

[1] Zur Behandlung Multipler Sklerose  [2] Zur Behandlung von chronischer Herzinsuffizienz
**Quelle:** eigene Abbildung, Daten von www.docmorris.com [01.06.2006]

Nachdem Jahr für Jahr neue Medikamente zur Therapie seltener Krankheiten auf den Markt gebracht werden, kommen auf die Krankenkassenbudgets immer höhere Arzneimittelkosten zu, vor allem deshalb, weil die Preise für Arzneimittel zur Behandlung von Orphan Diseases im Vergleich zu denen für andere Pharmaka sehr hoch sind, wie Tabelle 16 zeigt.

Die Preisbildung für Produkte wird maßgeblich von vier Faktoren beeinflusst:
➤ Kostenreaktion der Nachfrager
➤ Kosten der Leistungserstellung und Verwertung
➤ Preispolitische Ziele
➤ Reaktion der Konkurrenz
Zwei der vier Einflussfaktoren auf die Preisentscheidung sind bei Orphan Drugs

---

[190] Vgl. Le Cam, Y. (2003), S. 29

nicht relevant. Denn eine Reaktion der Konkurrenz ist wegen der Marktexklusivität[191] für die ersten zehn Jahre nach Markteinführung kaum möglich. Die Erkrankten sind auf die Therapie angewiesen, und da auf Grund der Exklusivität auch keine Substitutionsmöglichkeit besteht, ist die Nachfrage starr. Für Güter lässt sich die Absatzmenge nach folgender Formel bestimmen:

$$\text{Gewinn} = \text{Umsatz} - (\text{Fixkosten} + \text{variable Kosten})$$

$$\text{Absatzmenge} = \frac{\text{Umsatz}}{\text{Preis}}$$

In Deutschland ist seit 2001 das Medikament Glivec®, seit 2002 das Medikament Tracleer® in den Apotheken erhältlich. Die Behandlung mit einem der beiden Orphan Drugs kostet jeweils etwa 30.000 Euro pro Jahr. Auch wenn man davon ausgeht, dass in absehbarer Zeit nicht für alle Orphan Diseases eine Therapie möglich sein wird, werden auf die Krankenkassen dennoch höhere Ausgaben zukommen, nicht nur weil Orphan Drugs einen höheren Apothekenverkaufspreis haben, sondern auch weil die Lebenserwartung der Patienten durch die speziell auf ihre Erkrankung zugeschnittenen Wirkstoffe erheblich steigt. Wie sich die Gesundheitsausgaben in Deutschland von 1992 bis 2003 entwickelten, wird in der folgenden Abbildung gezeigt.

**Abb. 43:** Entwicklung der Gesundheitsausgaben in der BRD von 1992 bis 2003

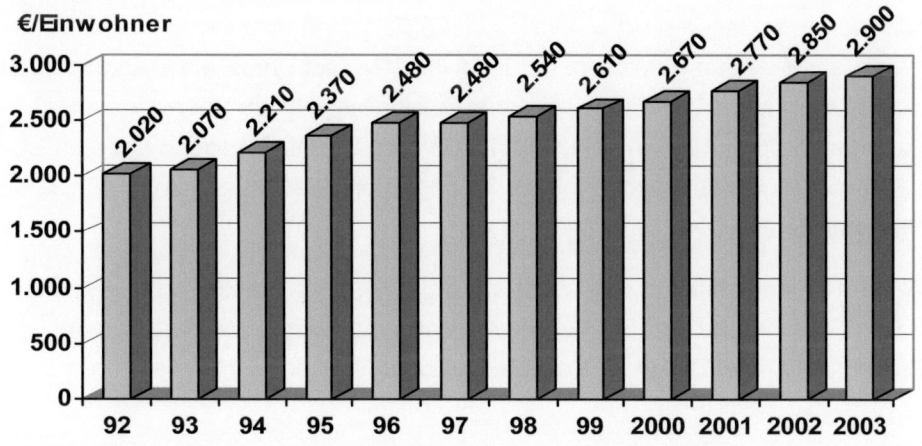

**Quelle:** eigene Abbildung, Daten von Statistisches Bundesamt (2005)

---

[191] Von dieser Regelung wurde in der EU bisher einmal im Jahr 2000 mit der Co-Marktexklusivität der Arzneimittel Replagal® und Fabrazyme® für Morbus Fabry eine Ausnahme gemacht.

Für das Medikament Glivec® stellt sich die Situation wie folgt dar: Vor seiner Einführung lebten die Patienten, die an chronisch myeloischer Leukämie litten, nach der Erstdiagnose im Durchschnitt nur noch drei Jahre, weniger als 20 Prozent überlebten fünf Jahre. Durch die Behandlung mit Glivec® ist die durchschnittliche Lebenserwartung inzwischen auf fünf bis sechs Jahre gestiegen; mehr als 50 Prozent der Behandelten überleben fünf Jahre und mehr als 30 Prozent zehn Jahre nach der Diagnosestellung.[192] In der folgenden Tabelle soll anhand des Apothekenabgabepreises von Glivec® und Tracleer® berechnet werden, welche Patientenzahl notwendig wäre, um die Forschungs- und Entwicklungskosten zu decken. Bei der Berechnung wird davon ausgegangen, dass den Herstellern nach Abzug der Apotheken- und Großhändlerspanne vom Apothekenverkaufspreis ein Anteil von durchschnittlich 59,4 Prozent bleibt.[193]

**Tabelle 17:** Berechnung der zur Kostendeckung notwendigen Patientenzahl

| AVP/Jahr | Herstelleranteil Ø 59,4% | Forschungs-/ Entwicklungskosten verteilt auf die 10 Jahre Marktexklusivität | Notwendige Patientenzahl zur Deckung der Forschungskosten |
|---|---|---|---|
| 30.000 € | 17.820 € | 50.250.000 €* | 2.819 |

* Durchschnittssumme, errechnet aus: Höchstwert (Pharmaindustrie) 895 und niedrigstem Wert (Public Health Group) 110 Millionen Euro
**Quelle:** eigene Tabelle

Geht man davon aus, dass bei geschätzten 8.000 seltenen Leiden und ca. 25 Millionen Betroffenen durchschnittlich 3.125 Personen an einer Orphan Disease leiden, sollte es den Herstellern für die beiden Orphan Drugs in den zehn Jahren der Marktexklusivität möglich sein, die Gewinnschwelle zu überschreiten. Dies dürfte auch dann möglich sein, wenn man berücksichtigt, dass in anderen EU-Ländern die Gewinnspanne etwas niedriger angesetzt werden muss als in Deutschland.[194]

Weil Pharmahersteller in den ersten zehn Jahren nach Markteintritt die entstandenen Forschungs- und Entwicklungskosten amortisieren möchten, werden die Preise für Orphan Drugs im Vergleich zu denen für andere Arzneimittel immer

[192] Müller, L., Siemens-Betriebskrankenkasse, Brief vom 26.03.2004
[193] Vgl. Glaeske, G. et al. (2003), S. 20
[194] Die Berechnungen stellen lediglich eine vereinfachte Kalkulation mit stabilen Arzneimittelpreisen dar. Kosten, die zum Beispiel für Verwaltung, Personal usw. entstehen, wurden nicht berücksichtigt.

relativ hoch sein. Inwieweit sich die Patientenzahl auf den Preis auswirkt, ver-deutlicht Abbildung 44. Während auf der einen Seite die Unternehmen bemüht sind, ihre Kosten möglichst schnell zu amortisieren, müssen auf der anderen Seite die Krankenkassen dafür sorgen, dass durch die immens hohen Ausgaben für Orphan Drugs ihre Budgets nicht zu stark belastet werden.

**Abb. 44:** Abhängigkeit der jährlichen Arzneimittelkosten von der Patientenzahl

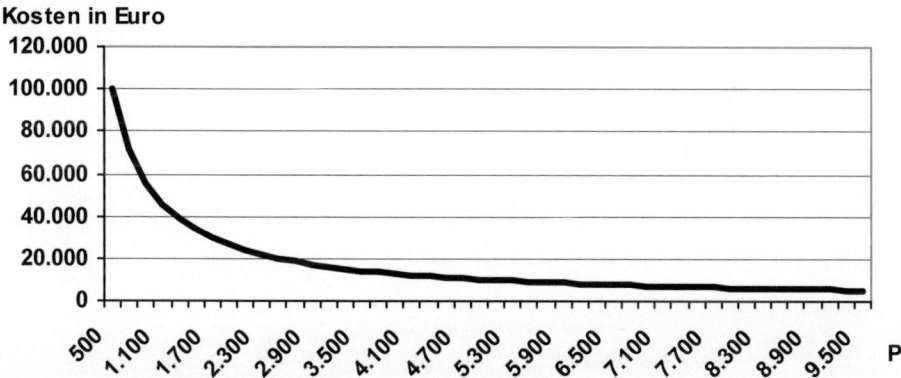

Als Forschungs- und Entwicklungskosten wurden jährlich 50,25 Millionen Euro angesetzt.
**Quelle:** eigene Abbildung

Im Folgenden sollen die Kosten für die Behandlung von Morbus Fabry[195], wofür von der EMEA die Orphan Drugs Fabrazyme® und Replagal® zugelassen wur-den, betrachtet werden. Die Jahrestherapiekosten, die bei der Behandlung eines Morbus-Fabry-Patienten anfallen, betragen in Deutschland durchschnittlich 260.500 Euro.[196] Vor der Markteinführung der beiden Orphan-Medikamente konnten die Erkrankten nur symptomatisch therapiert werden. Die dabei ent-standenen Kosten betrugen für einen Patienten etwa 1.400 Euro pro Jahr. Der Einsatz der neuen Pharmaka bedeutet also einen durchschnittlichen finanziellen Mehraufwand pro Patient von ca. 248.100 Euro pro Jahr.[197] Bei geschätzten 1.000 Morbus-Fabry-Patienten in Deutschland würden sich die dadurch zusätz-lich für das Gesundheitswesen entstehenden Kosten auf etwa 248,1 Millionen Euro pro Jahr belaufen. In Relation zu den Arzneimittelausgaben der GKV im Jahr 2005 entspräche dieser Betrag einem Anteil von etwa einem Prozent.

---

[195] Erbliche lysosomale Speicherkrankheit auf Grund eines Alpha-Galactosidase-Mangels
[196] Durchschnitt der Jahrestherapiekosten für Fabrazyme® und Replagal®
[197] Müller, L., Siemens-Betriebskrankenkasse, Brief vom 11.05.2004

**Tabelle 18:** Therapiekosten für Morbus Fabry

| Berechnung der Therapiekosten für Morbus Fabry | | |
|---|---|---|
| Medikament | Replagal® | Fabrazyme® |
| Hersteller | Shire[1] | Genzyme |
| Wirkstoff | Agalsidase alfa | Agalsidase beta |
| Dosis | 0,2 mg/kg | 1 mg/kg |
| Bedarf/Patient (70kg) | 14mg/zweiwöchentlich | 70mg/zweiwöchentlich |
| Nötige Infusionsflaschen | 4 à 3,5mg | 2 à 35mg |
| Apothekenpreis | 24.058 €[2] | 23.914 €[3] |
| Jahrestherapiekosten/Patient in Deutschland | 250.203 € | 248.706 € |

[1] Aufkauf von TKT Europe im Jahr 2005, [2] 10 Infusionsflaschen á 3,5 mg,
[3] 5 Infusionsflaschen á 35 mg
**Quelle:** Müller, L., Siemens-Betriebskrankenkasse, Brief vom 11.05.2004

Die Berechnungen in Tabelle 19 sollen zeigen, welche Ausgaben und Belastungen durch eine steigende Zahl von Orphan-Drug-Patienten auf die gesetzlichen Krankenkassen in den nächsten Jahren zukommen könnten.

**Tabelle 19:** Arzneimittelbudget der gesetzlichen Krankenkassen im Jahr 2005

| Berechnung der durchschnittlichen Arzneimittelausgaben/Mitglied | |
|---|---|
| Arzneimittelausgaben[1] | 25.390.000.000 € |
| Mitglieder[2] | 50.380.191 |
| Arzneimittelausgaben/Mitglied[3] | 504 € |
| Bezahlbare Orphan-Drug-Patienten | |
| Arzneimittelausgaben | 25.390.000.000 € |
| Durchschnittliche Arzneimittelkosten/Orphan-Patient[4] | 30.000 € |
| Mit dem Budget bezahlbare Orphan-Patienten | 846.333 |
| Verbleibende Restmittel bei 250.000 Orphan-Drug-Patienten | |
| Durchschnittliche Arzneimittelkosten/Orphan-Patient[4] | 30.000 € |
| Kosten, die bei 250.000[5] Orphan-Patienten entstehen | 7.500.000.000 € |
| Verbleibendes Budget bei 250.000 Orphan-Patienten | 17.890.000.000 € |
| Noch zur Verfügung stehende Mittel/Mitglied | 355 € |
| Verbleibende Restmittel bei 125.000 Orphan-Drug-Patienten | |
| Durchschnittliche Arzneimittelkosten/Orphan-Patient[4] | 30.000 € |
| Kosten, die bei 125.000 Orphan-Patienten entstehen | 3.725.000.000 € |
| Verbleibendes Budget bei 125.000 Orphan-Patienten | 21.665.000.000 € |
| Noch zur Verfügung stehende Mittel/Mitglied | 430 € |

[1] Zahlen von AOK (2006), [09.05.2006], [2] Zahlen von Bundesgesundheitsministerium (2006a), S. 35 - 36, [3] Ebd. (2006b), S. 1, [4] Für die Medikamente Tracleer® oder Glivec®, [5] Geschätzte Orphan-Patientenzahl in der BRD laut Gesundheitsministerium
**Quelle:** eigene Tabelle

Orphan Diseases sind Krankheiten, von denen nur sehr wenige Menschen betroffen sind. Dennoch unterscheiden sich die Patientenzahlen, die mit einzelnen Orphan Drugs therapiert werden oft sehr stark, wie Abbildung 45 zeigt. Von den 277 Orphan Drugs, die in den USA erhältlich sind, wurden 136 für Krankheiten mit einer Patientenzahl unter 30.000 entwickelt. Werden Orphan Drugs für diese Patientengruppe hergestellt, wird es für die Unternehmen unter normalen Marktbedingungen fast unmöglich sein, die Entwicklungskosten zu decken, ohne verhältnismäßig hohe Preise anzusetzen.[198] Um das zu vermeiden, müssten diese Orphan Drugs noch mehr gefördert und für sie noch bessere Rahmenbedingungen geschaffen werden.

**Abb. 45:** Anzahl der entwickelten Medikamente im Verhältnis zur Patientenzahl in den USA

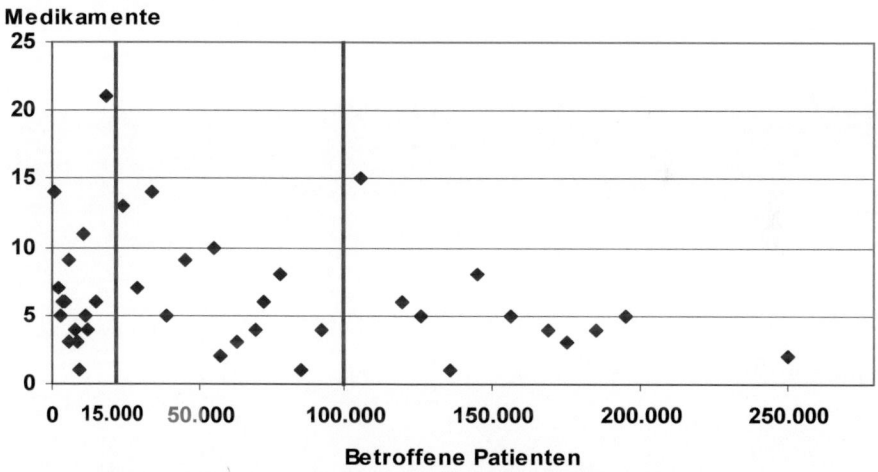

Um die Relation zwischen den von einer Krankheit betroffenen Patienten und den dafür jeweils entwickelten Medikamenten übersichtlicher darzustellen wurde ein unterschiedlicher Maßstab bei der Darstellung der betroffenen Patienten gewählt: Bis 15.000 Patienten ein 1.000er Schritt; bis 100.000 ein 5.000er Schritt; ab 100.000 ein 10.000er Schritt. **Quelle:** eigene Abbildung, Zahlen von Moses, M. (2003)

Der geringe Umsatz mit Orphan Drugs scheint die Pharmaindustrie häufig davon abzuschrecken, entsprechende Medikamente zu entwickeln. Wie Tabelle 20 zeigt, scheint sich die Entwicklung von Orphan Drugs in einigen Fällen mehr als bezahlt zu machen. Dies ist vor allem dann der Fall, wenn sich später erweist,

---

[198] Vgl. Smit, C. et al. (1998), S. 79 - 80

dass der entwickelte Wirkstoff auch zur Therapierung weiterer Leiden eingesetzt werden kann.

**Tabelle 20:** Umsatz mit Orphan-Drugs am Beispiel der Novartis AG

|  | 2003 | 2004 | 2005 |
|---|---|---|---|
| Umsatz Novartis AG (in Mrd. $) | 24,864 | 28,247 | 32,212 |
| Pharmaumsatz Novartis AG (in Mrd. $) | 16,020 | 18,497 | 20,262 |
| Nettogewinn Novartis AG (in Mrd. $) | 5,016 | 6,601 | 6,141 |
| Umsatz mit Glivec® (in Mrd. $) | 1,128 | 1,634 | 2,170 |
| Umsatzanteil Glivec® am Pharmaumsatz | 7,0% | 8,8% | 10,7% |

**Quelle:** eigene Abbildung, Zahlen aus den Quartalsberichten/Jahresberichten der Firma Novartis

# 15. Diskussion über die Orphan-Drug-Gesetzgebung

Als im Jahr 1983 das erste Orphan-Drug-Gesetz in den Vereinigten Staaten von Amerika in Kraft trat, waren die Zustimmung und die Erwartungshaltung bei den Betroffenen und der Industrie sehr groß. In den folgenden Jahren erkannte man aber sehr schnell, dass Änderungen beziehungsweise Verbesserungen notwendig sind. Inzwischen sind mehr als 20 Jahre vergangen. Japan, Australien und Europa sind dem Beispiel der USA gefolgt und haben eigene Orphan-Drug-Regelungen verabschiedet. Seitdem erhielten in den genannten Ländern über 450 Arzneimittel eine Zulassung als Orphan Drug. Mit der Länge der Laufzeit und mit zunehmender Anzahl an Produkten wurden auch hier die Schwächen und Stärken der Gesetze immer deutlicher. Dies führte überall zu kontroversen Diskussionen zwischen Politik, Industrie und Patientenorganisationen. Deshalb soll, nachdem in den bisherigen Kapiteln die Orphan-Drug-Gesetze und ihre wirtschaftlichen Auswirkungen betrachtet wurden, im Folgenden auf mögliche oder wünschenswerte Änderungen und Ergänzungen eingegangen werden.

## 15.1 Verbesserung des Zugangs zur Grundlagenforschung

Wie bereits erwähnt, beruhen 80 Prozent aller Orphan Diseases auf dem Defekt eines Gens. Oft ist es nur ein Enzym, welches entweder gar nicht oder in nicht genügender Menge gebildet wird und dadurch die Krankheit hervorruft. Die Entschlüsselung des menschlichen Genoms ermöglicht es inzwischen, Gendefekte zu lokalisieren. Durch Gentransfer können andere Organismen dazu gebracht werden, fehlende menschliche Enzyme zu produzieren. Die Grundlagenforschung dafür erfolgt häufig an Universitäten und Instituten. Um die Effizienz zu steigern und Ressourcen für andere Aufgaben freizusetzen, wäre ein schnellerer Wissenstransfer zwischen Forschung und Industrie vorteilhaft. Die Einrichtung einer Schnittstelle zwischen der Grundlagenforschung und der Industrie, wie z.B. das Max-Planck-Institut in Deutschland, würde diesen Effekt sicher noch verstärken. Vorhandenes Grundlagenwissen könnte so effektiver genutzt und dadurch könnten die Forschungs- sowie Entwicklungskosten gesenkt werden. Die EU hat einen ersten Schritt in diese Richtung im Rahmen des Gemeinschaftsaktionsprogramms[199] gemacht. Im Zeitalter der Globalisierung wäre deshalb der Aufbau weltweiter Datenbanken mit Forschungsdaten, die von For-

---

[199] Siehe Kapitel 8

schern, aber auch Patientenorganisationen genutzt werden können, anzustreben.

## 15.2 Reduzierung klinischer Anforderungen und der Produkthaftung

Patienten wollen ein Medikament, das möglichst schnell hilft, aber so gut wie keine negativen Nebenwirkungen zeigt. Um dies zu gewährleisten, sind für jedes Pharmakon, bevor es in den Handel kommt, umfangreiche präklinische und klinische Studien gesetzlich vorgeschrieben. Jede weitere Verschärfung der Bestimmungen würde nach Aussagen der Pharmaindustrie die Herstellung von Orphan Drugs verteuern und damit noch unrentabler machen. Für Produzenten von Orphan Drugs gelten bereits Ausnahmeregelungen, die aber manchen Herstellern noch nicht weit genug gehen. Niedrige Patientenzahlen erschweren es häufig nicht unerheblich, die umfangreichen Studien durchzuführen. Auch lassen sich auf Grund der wenigen Patienten oft kaum Daten mit exakter statistischer Aussagekraft vorlegen. Deshalb wird in Artikel 28 (3) des deutschen Arzneimittelgesetzes erlaubt, ein Medikament wegen seines großen therapeutischen Nutzens auf den Markt zu bringen, bevor alle Prüfungen abgeschlossen sind. Auch viele Betroffene, die dringend das neue Medikament benötigen, empfinden die umfangreichen klinischen Tests als zu langwierig. Die Pharmaindustrie und Patientenorganisationen sind deshalb für eine vereinfachte und schnellere Zulassung. Diese Forderung sollte jedoch sehr genau geprüft werden, denn mit einer Reduzierung der Anforderungen besteht für die Patienten die erhöhte Gefahr von unbekannten Nebenwirkungen und möglicherweise einer zu geringen therapeutischen Wirkung des Medikaments.

In eine ähnliche Richtung zielt auch der Vorschlag, die Produkthaftpflicht für Orphan Drugs zu reduzieren. Im Bereich der Orphan Diseases könnte das bedeuten, dass den Betroffenen ein Pharmakon eher zur Verfügung steht und dass Hersteller auf Grund niedrigerer Versicherungsbeiträge Kosten einsparen könnten. Auch wenn das eine Aushöhlung des Patientenschutzes bedeuten würde, ist der Gedanke bei Orphan Diseases nicht ganz von der Hand zu weisen. Den Erkrankten würde es dadurch früher möglich, für ihre oft ohnehin schnell fortschreitenden Leiden ein unter Umständen lebensrettendes Medikament zu erhalten.

## 15.3 Berücksichtigung von medizinischem Gerät

Japan ist bisher das einzige Land, das in sein Gesetz medizinisches Gerät auf-genommen hat.[200] In den 13 Jahren, in denen dieses Gesetz gilt, wurden insge-samt nur zehn Anträge auf Designation als medizinisches Gerät gestellt, von denen letztendlich fünf zugelassen wurden. Eine Ergänzung der bestehenden Gesetze um diesen Punkt scheint zum gegenwärtigen Zeitpunkt wenig sinnvoll.

## 15.4 Änderung der Prävalenzzahl am Beispiel der EU

Wie im Kapitel *Betrachtung der Orphan Drugs unter wirtschaftlichen Aspekten* bereits dargestellt wurde, ist eine kostendeckende Produktion eines Orphan-Arzneimittels in erheblichem Maße von der Patientenzahl abhängig. Die Herstel-ler werden deshalb nicht unbedingt Forschungsschwerpunkte bei Orphan Di-seases setzen, von denen bekannt ist, dass die Patientenzahl sehr gering ist. Die Hersteller, welche sich dennoch mit der Entwicklung entsprechender Arz-neimittel befassen, sollten deshalb verstärkt unterstützt und gefördert werden. In manchen Diskussionen wird bereits vorgeschlagen, durch eine weitere Präva-lenzzahl zwischen *Orphan Drugs* und *Super Orphan Drugs* zu unterscheiden.[201] Jede Prävalenzzahl birgt aber immer die Gefahr, dass Krankheiten so definiert werden, dass die betroffene Patientenzahl die vorgegebenen Werte unterschrei-tet. Durch das so genannte *salami slicing* könnten bekannte Krankheitsbilder immer stärker differenziert werden. Dadurch würde die Möglichkeit geschaffen, dass ein Wirkstoff, der zunächst nur für ein sehr begrenztes Anwendungsgebiet entwickelt wurde, sich später auch bei ähnlichen Therapiegebieten als wirksam erweist, womit die Patientenzahl sukzessive steigt.

Nach der Gesetzesdefinition spricht man in Europa von einer Orphan Disease, wenn nicht mehr als 5 aus 10.000 Einwohnern von dieser Krankheit betroffen sind. Dies entspricht einer EU-Prävalenzzahl von 227.450[202]. Weiterhin wird in der Literatur von 5.000 bis 8.000 Orphan Diseases ausgegangen. Die auf Grundlage dieser Daten vorgenommene Berechnung in Tabelle 21 zeigt, dass die Prävalenz mit nicht mehr als 5 von 10.000 Einwohnern in der Europäischen Union unter Umständen zu hoch angesetzt wurde.

---

[200] Die Regelung bzgl. medizinischem Gerät in den USA wurde bei der Betrachtung nicht berück-sichtigt.

[201] Kroll, E., Geschäftsführer Orphan Europe GmbH, Dietzenbach, Gespräch am 24.04.2006

[202] Zugrunde gelegte Einwohnerzahl der EU: 454,9 Mio.

**Tabelle 21:** Betrachtung der Prävalenzzahl 227.450

|  | Niedrigste Schätzung | Höchste Schätzung |
|---|---|---|
| Geschätzte Zahl der Orphan Diseases | 5.000 | 8.000 |
| Prävalenzzahl | 227.450 | 227.450 |
| Mögliche Anzahl der europaweit Betroffenen | 1.137.250.000 | 1.819.600.000 |
| Zum Vergleich: Einwohner EU (25 Staaten) | 454.900.000 | 454.900.000 |

**Quelle:** eigene Tabelle

Bei beiden Rechenbeispielen liegt die Zahl der maximal Betroffenen erheblich über der Einwohnerzahl der EU. Zwar ist in der Praxis nicht zu erwarten, dass für jede Orphan Disease die maximale Anzahl von Erkrankten erreicht wird, dennoch zeigt das Rechenbeispiel, dass die Regelung 5 von 10.000 für die EU etwas zu hoch gewählt worden ist. Geht man davon aus, dass nicht alle Orphan Diseases gleich häufig auftreten, wie Tabelle 22 zeigt, wird das Ergebnis natürlich wieder relativiert.

**Tabelle 22:** Patientenzahlen am Beispiel sechs ausgewählter Orphan Diseases

| Krankheit | Zahl der Betroffenen |
|---|---|
| kindlicher Botulismus | 200 |
| primäre vaskuläre pulmonale Hypertonie | 400 |
| Mastozytose | 1.000 |
| Homocystinurie | 1.000 |
| Paget-Krebs | 160.000 |
| Kammertachykardie | 153.000 |

**Quelle:** eigene Tabelle, Daten von Moses, M. (2003)

Andere Literaturquellen sprechen davon, dass in der Europäischen Union momentan ca. 25 bis 30 Millionen Menschen an Orphan Diseases leiden. Legt man diese Zahlen einer Berechnung zugrunde, ergeben sich andere Prävalenzzahlen, wie Tabelle 23 zeigt.

**Tabelle 23:** Berechnung der Prävalenzzahl auf der Basis von 25 bzw. 30 Millionen Betroffener

|  | Niedrigste Schätzung | Höchste Schätzung | Niedrigste Schätzung | Höchste Schätzung |
|---|---|---|---|---|
| Geschätzte Zahl der Orphan Diseases | 5.000 | 8.000 | 5.000 | 8.000 |
| Geschätzte Zahl der Erkrankten | 25.000.000 | | 30.000.000 | |
| Errechnete Prävalenzzahl | 5.000 | 3.125 | 6.000 | 3.750 |

**Quelle:** eigene Tabelle

Angesichts dieser großen Unterschiede stellt sich erneut die Frage, ob es nicht sinnvoll wäre, innerhalb der seltenen Leiden zwischen *Orphan Drugs* und *Super Orphan Drugs* zu unterscheiden und eventuell eine weitere Prävalenzzahl einzuführen. Selbstverständlich müsste dann auch bei den Anreizen eine Differenzierung vorgenommen werden. Lösungsvorschläge dafür müssten in Abstimmung mit der Politik, der Pharmaindustrie und den Patientenorganisationen erarbeitet werden.

## 15.5 Gewährung von Steuervergünstigungen

In Zeiten knapper Gesundheitsbudgets wird es auf Dauer für die Krankenkassen immer schwieriger, eine Rundumversorgung der Versicherten sicherzustellen. Von Gesundheitsexperten wird bereits über Abwahl- beziehungsweise Zuwahlmodelle innerhalb der Krankenversicherung nachgedacht, um das Gesundheitssystem weiterhin finanzieren zu können. Patienten mit Orphan Diseases brauchen vergleichsweise teurere Medikamente und belasten somit die Gesundheitsbudgets sehr stark. Es besteht durchaus die Gefahr, dass sie die *Verlierer* solcher Reformen sein könnten. Um die Gesundheitsbudgets zu entlasten, sollten die Preise für Orphan Drugs möglichst niedrig gehalten werden. Damit Unternehmen trotzdem die Forschungskosten für die Entwicklung von Orphan Drugs decken können, wäre folgender Lösungsansatz denkbar: Mit der Designation eines Wirkstoffs als Orphan Drug erwerben Unternehmen den Anspruch der Sonderabschreibung auf alle Kosten, die in direktem Zusammenhang mit den dazu erforderlichen medizinischen und biologischen Forschungsarbeiten stehen.[203] Ein progressiver Verlauf der Abschreibung, gekoppelt an die Patientenzahl und die jeweilige Entwicklungsphase, wäre denkbar. Die zu den schon vorhandenen Vergünstigungen hinzukommende geringere steuerliche Belastung sollte es den Herstellern ermöglichen, den Preis für die Pharmaka zu senken.

## 15.6 Hilfe mit Subventionen

Bei Subventionen stellt sich das Problem, dass der Staat ex-ante entscheiden muss, ob ein Projekt als Erfolg versprechend einzustufen ist. Dazu würden Experten gebraucht, die eine Gewichtung der Erfolgschancen vornehmen und über die Notwendigkeit von Subventionen entscheiden. Dabei wären allerdings auch Fehlbeurteilungen der Projekte nicht auszuschließen. Für den zusätzlichen Ver-

---

[203] Vgl. Verband Forschender Arzneimittelhersteller e.V. (2001), S. 7 - 8

waltungsaufwand müssten Gelder bereitgestellt werden, die dann für die Förderung nicht mehr zur Verfügung stehen würden.

## 15.7 Übertragbarkeit der Marktexklusivität

Die WHO hat für Neglected Diseases die Idee der *roaming market exclusivity* entwickelt, die sich auch auf Orphan Diseases übertragen ließe.[204] Ein Hersteller, der für ein Orphan Drug die Marktzulassung erhalten hat, kann die damit verbundene Marktexklusivität auf ein anderes Pharmakon mit vergleichsweise größeren Umsatzzahlen übertragen. Durch dieses *roaming* könnte das Interesse an der Entwicklung von Orphan-Arzneimitteln steigen. Denn die Unternehmen hätten dadurch die Möglichkeit, ihre *Blockbuster* länger vor der Konkurrenz durch Generika zu schützen. Eventuelle Verluste mit dem Orphan Drug könnten durch Gewinne mit dem anderen Arzneimittel, auf das die Marktexklusivität übertragen wurde, kompensiert werden. Überdenkenswert wäre auch, ähnlich wie im Umweltbereich, wo der Handel mit Emissionsrechten bereits praktiziert wird, den Handel mit dem Recht auf Marktexklusivität zu ermöglichen. Vom Verkauf der Marktexklusivität könnten auch kleinere Unternehmen, die sich auf die Entwicklung von Orphan Drugs spezialisiert haben, profitieren. Dadurch könnte sich eine Möglichkeit ergeben, sozial verträgliche Orphan-Drug-Preise zu erreichen, da die Forschungskosten auf den Preis eines häufiger verkauften Produktes umgelegt werden können und so die Kosten nur noch in abgeschwächter Form an die Orphan-Drug-Patienten weitergegeben werden. Eine Entlastung der Gesundheitsbudgets erfolgt dadurch aber nicht. Diese wäre nur dadurch erreichbar, wenn Unternehmen bei Überschreitung einer bestimmten Gewinnschwelle einen Teil ihres Überschusses in einen Fonds einzahlen müssten, aus dem dann wiederum Maßnahmen zur Förderung der Forschung und der Entwicklung von Orphan Drugs finanziert werden könnten.

## 15.8 Aberkennung der Marktexklusivität gemäß Artikel 8.2

In Artikel 8.2 wird ausgeführt, dass die Marktexklusivität für ein Orphan-Arzneimittel von zehn auf sechs Jahre verkürzt werden kann, wenn sich nach fünf Jahren herausstellt, dass die Kriterien des Artikels 3 der europäischen Orphan-Drug-Verordnung nicht mehr erfüllt werden. Diese Regelung kann seit dem Jahr 2005 zur Anwendung kommen. Gegenwärtig wird diskutiert, wie diese Regelung

---

[204] Kettler, H. et al. (2002), S. 24

auszulegen ist. Die Interessenverbände der Patienten und die Pharmaindustrie vertreten die Meinung, dass eine Aberkennung des Orphan-Drug-Status nur dann möglich ist, wenn die Kriterien, die zur Designation geführt haben, nicht mehr erfüllt sind. Das heißt,

o  eine Aberkennung auf Grund des Kriteriums *ausreichender Rentabilität* kann nur dann erfolgen, wenn *nicht genügender Gewinn* die Grundlage für die Designation war.

o  eine Aberkennung auf Grund des Kriteriums *nicht mehr als fünf von zehntausend Personen sind von der Krankheit betroffen*, kann nur dann erfolgen, wenn die Patientenzahl innerhalb von sechs Jahren diesen Schwellenwert überstiegen hat. In diesem Fall darf das Kriterium *ausreichende Rentabilität* nicht angewendet werden, da es nicht Grundlage der Designation war.

## 15.9 Weltweite Zusammenarbeit

In Europa hat jedes Land ein eigenes Arzneimittelgesetz. Im Bereich der Orphan Drugs hat man eine für die ganze EU geltende Verordnung geschaffen und sich auf eine europaweite Zulassung durch die EMEA geeinigt. Somit entfällt die Prozedur einer Zulassung in den einzelnen Ländern, weshalb die Orphan Drugs schneller auf den europäischen Markt kommen können. Zulassungskosten fallen nicht mehr in jedem Staat an, sondern sind nur einmal bei der Zulassung durch die EMEA zu entrichten. Eine weltweite Zulassung wäre ein weiterer Schritt, Orphan Drugs schneller und kostengünstiger auf den Markt zu bringen. Präklinische und klinische Studien bräuchten nur einmal durchgeführt zu werden, allerdings müssten dafür weltweit gültige Standards geschaffen werden. Die damit verbundenen Einsparungen bei den klinischen Studien und den Zulassungsgebühren könnten an die Patienten weitergegeben und die Preise für Orphan Drugs gesenkt werden. In einzelnen Mitgliedstaaten der EU gab es bereits vor dem In-Kraft-Treten der Orphan-Drug-Verordnung Ansätze, die Entwicklung von Orphan Drugs zu fördern. Mangelnder Wissensaustausch und das nur vereinzelte Auftreten der Krankheiten erschwerten es jedoch den einzelnen Mitgliedsländern, Maßnahmen zum Wohle der Erkrankten umzusetzen. So wie die gemeinsame Verordnung der europäischen Länder die Entwicklung von Orphan Drugs positiv beeinflusst hat, so wären durch eine weltweite Zusammenarbeit sicherlich noch stärkere Synergieeffekte erzielbar. Ein gemeinsames weltweites Expertennetz könnte den Wissensaustausch beschleunigen, und in Kompetenzzentren könnte Grundlagenforschung für die unterschiedlichen Therapiebereiche bei Orphan Diseases betrieben werden. Somit würden Überschneidungen bei Forschung und Entwicklung vermieden.

# 16. Schlussbetrachtung

Die Orphan Drug Rules haben in allen betrachteten Ländern positive Signale gesetzt, wobei aber nicht vergessen werden sollte, dass ein Teil des Aufschwungs ohne die Fortschritte in der Biotechnologie nicht möglich gewesen wäre. Beim Vergleich der einzelnen Gesetze wird sehr schnell erkennbar, dass die Orphan Drug Act der USA als Vorbild gedient hat. Daher unterscheiden sich die Designationskriterien und Anreize in den einzelnen Ländern meist nur in wenigen Punkten. Im Paket der Anreize, das sich insgesamt als förderlich erwiesen hat, ist die Marktexklusivität ohne Zweifel der bedeutendste Faktor. Sie spielt bei den Überlegungen der Pharmaunternehmen, ob sie sich im Bereich Orphan Drugs engagieren sollen, die entscheidende Rolle. Interessant für Investoren ist auch die zentrale Zulassung ihres Arzneimittels bei der EMEA, wodurch eine schnellere europaweite Markteinführung des Produkts möglich wird.

Setzt man die Forschungskosten, wie sie die Industrie angibt, mit 895 Millionen Euro an, so ist eine Reduzierung der Zulassungsgebühren, die sich auf etwa 300.000 Euro belaufen, um 50 Prozent zwar positiv, ändert aber an den hohen Gesamtkosten wenig. Auch die angebotene Protokoll-Assistenz, die die Unternehmen gerne in Anspruch nehmen, wird ebenso wie die Reduzierung der Zulassungsgebühren bei der Entscheidung, Orphan Drugs herzustellen, nicht ausschlaggebend sein. Forschung und Entwicklung von Orphan Drugs sind immer mit hohen Kosten verbunden, die durch den Verkauf unter normalen Marktbedingungen kaum erwirtschaftet werden können. Der Staat wird deshalb aus gesundheitspolitischer und ethischer Verantwortung in den Markt regulierend eingreifen müssen. Entschließt er sich zu Fördermaßnahmen, werden finanzielle Belastungen auf den Staat zukommen.

Bereits heute zeigt sich, dass einige Orphan Drugs, die zunächst zur Behandlung eines bestimmten Leidens entwickelt wurden, auch bei anderen Krankheiten eingesetzt werden können. Damit kommen die Fördermittel unmittelbar einer breiteren Patientenzahl zugute.

Letztendlich ist es eine Frage moralischer Werte und staatlicher Prioritäten, in welchem Ausmaß die Gesellschaft bereit ist, den Betroffenen zu helfen. Die Erkrankten alleine werden die finanziellen Mittel für die Erforschung der für sie lebensnotwendigen Medikamente nicht aufbringen können. Geht man davon aus, dass durch eine erfolgreiche Behandlung die von einem seltenen Leiden Betroffenen wieder ein normales Leben führen können, so bedeutet dies für den Einzelnen nicht nur eine wieder gewonnene Lebensqualität, sondern auch eine erhebliche Minderung der Kosten für die Volkswirtschaft. Eine maßgeschneiderte Therapie kann es dem Einzelnen ermöglichen, wieder erwerbstätig zu werden und damit seinen Beitrag zur Solidargemeinschaft zu leisten. Die ideale Lösung des Problems wäre eine Abkehr von der bisher vorherrschenden Gewinnorientierung auf dem Gesundheitssektor hin zu einem den tatsächlichen Bedürfnissen der Erkrankten entsprechenden Gesundheitswesen. Dies ist jedoch in Zeiten des Shareholder-value-Gedankens sehr schwierig zu realisieren.

Der Titel des Buches lautet *Orphan Drug, ein Spagat zwischen medizinischer Notwendigkeit und wirtschaftlichem Nutzen.* Genau genommen ist es aber nicht nur eine Herausforderung für die Pharmaindustrie, sondern auch eine Herausforderung für die gesamte Gesellschaft. Spricht man von Orphan Drugs, denken viele zunächst nur an die Kosten. Man sollte jedoch nicht vergessen, dass meist nicht nur der Betroffene selbst, sondern häufig auch die ganze Familie unter den mit der Krankheit verbundenen Unannehmlichkeiten leidet. Im Zeitalter der Gentechnik und möglicher Pränataldiagnostik neigen manche dazu, Erkrankungen, die durch Gendefekte hervorgerufen werden, wie es bei Orphan Diseases häufig der Fall ist, als unnötig und vermeidbar zu betrachten. In manchen Publikationen wird bereits vom *Kind nach Maß* gesprochen. Sollte sich dieser Gedanke zur Maxime des menschlichen Handelns entwickeln, dann bräuchte in absehbarer Zeit nicht mehr über die Entwicklung von Orphan Drugs nachgedacht werden.

# Literaturverzeichnis:

**Actelion AG (2004)**
Actelion – Growing beyond Tracleer, Company Presentation, 12.01.2004

**Actelion AG (2005)**
Actelion – Jahresbericht 2005

**ABDA - Bundesvereinigung deutscher Apothekerverbände (2002)**
Die Apotheke, Zahlen, Daten, Fakten, Berlin

**ABDA - Bundesvereinigung deutscher Apothekerverbände (2005)**
Jahresbericht 2004/2005

**Amtsblatt der Europäischen Gemeinschaft (2000a)**
Verordnung (EG) Nr. 141/2000 des Europäischen Parlaments und des Rates vom 16. Dezember 1999 über Arzneimittel für seltene Leiden

**Amtsblatt der Europäischen Gemeinschaft (2000b)**
Verordnung (EG) Nr. 847/2000 der Kommission vom 27. April 2000 zur Festlegung von Bestimmungen für die Anwendung der Kriterien für die Ausweisung eines Arzneimittels als Arzneimittel für seltene Leiden und von Definitionen für die Begriffe „ähnliches Arzneimittel" und „klinische Überlegenheit"

**AOK (2006)**
**Informationen zur Entwicklung der Arzneimittel-Ausgaben,**
URL: http://www.aok-gesundheitspartner.de/bundesverband/arztundpraxis/arzneimittel/ausgaben/ [09.05.2006]

**Arlett, P. (2003)**
Europäische Kommission, Brüssel, Gespräch am 28.10.2003, Mitschrift

**Ärztezeitung (2002)**
Nach Lorenzos Öl setzt der Vater Augusto Odone nun auf die Myelin-Forschung und finanziert ein Projekt, URL: http://www.aerztezeitung.de/docs/2002/02/12/027a0203.asp?cat=/medizin/gentechnik [ 02.04.2004]

**Bartsch, O. (2004)**
Genzyme GmbH, Neu-Isenburg, Gespräch am 19.02.2004, Mitschrift

**Bausch, J. (2002)**
Ausgabenexplosion Arzneimittel - Was ist zu tun? in: Hessisches Ärzteblatt, 63, Ausgabe 7/2002

**Brundtland, G. (1999)**
Rede im Rahmen der 52.Weltgesundheitsversammlung, Weltgesundheitsbericht, Genf (WHO), Mai 1999

**Bulard, M. (2003)**
Wer bestimmt den Preis des Lebens, in: Le Monde diplomatique, S. 2, URL: http://www.monde-diplomatique.de/mtpl/2000/01/14./text?Tname=a0016& idx=20 [18.12.2003]

**Bundesministerium für Gesundheit (2006a)**
Monatsstatistik der gesetzlichen Krankenversicherung über Mitglieder, Beitragssätze und Kranke, April 2006, Berlin

**Bundesministerium für Gesundheit (2006b)**
Gesetzliche Krankenversicherung, Kennzahlen und Faustformeln, April 2006, Berlin

**Bundesverband der Pharmazeutischen Industrie e.V. (2002)**
Pharma-Daten 2002

**Bundesverband der Pharmazeutischen Industrie e.V. (2003)**
Pharma-Daten 2003

**Bundesverband der Pharmazeutischen Industrie e.V. (2004)**
Pharma-Daten 2004

**Bundesverband der Pharmazeutischen Industrie e.V. (2005)**
Pharma-Daten 2005

**Department of Health and Aged Care (2001)**
The Orphan Drug Program And Improving Community Access To Effective Drugs For Rare Diseases, Camberra, URL: http://www.tga.health.gov.au/docs/pdf/orphrev.pdf [20.12.2003]

**Department of Health and Aged Care (2001)**
Drugs designated as orphan drugs, Stand: 25 May 2006

**Die deutschen Bischöfe (2001)**
Der Mensch: sein eigener Schöpfer, Zu Fragen von Gentechnik und Biomedizin, Erklärung 69, Bonn

**DocCheck (2003)**
Waise sucht Anschluss, URL: http://www.doccheck.de/newsletter/de/2003_5/1488.htm?PHPSESSID=43b8d2a0e611baab16e64dd5ce5ce1dc [30.11.2003]

**DocMorris, Europas größte Internetapotheke (2006)**
URL: https://www.docmorris.com/cgibin/WebObjects/0800DocMorris.woa /3226/wa/toBasicMain?wosid=QfNgTcxnBReZtX1gkpYgwM [01.06.2006]

**Donnerstag, Barbara**
Orphan Europe GmbH, Gespräch am 23.03.2006, Mitschrift

**Drewes, B. (2004)**
Danish Medical Agency, Dänemark, Mail vom 12.01.2004

**Eibl, H. (2000)**
Erfolgreiches Mittel aus Göttingen: Tödliche Tropenkrankheit jetzt heilbar, Pressemeldung Max-Planck-Institut für biophysikalische Chemie vom 28. Januar 2000, Göttingen, URL: http://www.mpibpc.gwdg.de/abteilungen/293/PR/00_01/leish.html [15.02.2004]

**Elbers, R. (2004)**
Wie fördert Europa die Entwicklung neuer Arzneimittel zur Behandlung seltener Erkrankungen? Vortrag beim BPI Workshop Orphan Drug/Compassionate Use, 27.01.2004, Frankfurt

**Europäisches Parlament (1999)**
Beschluss Nr. 1295/1999/EG des Europäischen Parlaments und des Rates zur Annahme eines Aktionsprogramms der Gemeinschaft betreffend seltene Krankheiten innerhalb des Aktionsrahmens im Bereich der öffentlichen Gesundheit (1999 - 2003)

**Europäische Kommission (1998)**
Vorschlag für eine Verordnung (EG) des Europäischen Parlaments und des Rates über Arzneimittel für seltene Krankheiten (Orphan Drugs), Brüssel

**Europäische Kommission (2001a)**
Inventory of Community and national incentive measures to aid the research, marketing, development and availability of orphan medicinal products, Brüssel

**Europäische Kommission (2001b)**
Entwurf - Integriertes Arbeitsprogramm 2002 für die Aktionsprogramme im Bereich der öffentlichen Gesundheit, Brüssel

**Europäische Kommission (2001c)**
Conference Report 2001; URL: http://europa.eu.int/comm/research/info/conferences/ edctp/pdf/com-2001-96_final_en.pdf [16.10.2004]

**Europäische Kommission (2002)**
Inventory of Community and national incentive measures to aid the research, marketing, development and availability of orphan medicinal products, revision 2002, Brüssel

**Europäische Kommission (2006)**
Commission Staff Working Document, on the experience acquired as a result of the application of Regulation (EC) No 141/2000 on orphan medicinal products and account of the public health benefits obtained Document on the basis of Article 10 of Regulation (EC) No 141/2000, Brüssel

**Europäische Kommission, Public Health (2002)**
Full listing of projects funded 2000-2002, URL: http://europa.eu.int/comm/health/ ph_projects/rarediseases_project_ full_listing_en.htm [15.12.2003]

**Europäische Kommission, DG Enterprise, Pharmacos (2006)**
Register der zur Therapie seltener Leiden anerkannten Arzneimittel, URL: http://pharmacos.eudra.org/F2/register/alforphreg.htm [15.04.2006]

**European Federation of Pharmaceutical Industries and Associations (2002)**
The Pharmaceutical Industry in Figures – Key Data 2002 update

**European Federation of Pharmaceutical Industries and Associations (2003)**
The Pharmaceutical Industry in Figures – Key Data 2003 update

**European Federation of Pharmaceutical Industries and Associations (2004)**
The Pharmaceutical Industry in Figures – Key Data 2004 update

**European Federation of Pharmaceutical Industries and Associations (2005)**
The Pharmaceutical Industry in Figures – Key Data 2005 update

**FDA (Food and Drug Administration) (o.J.)**
URL: http://www.fda.gov/orphan/ [10.12.2003]

**FDA (Food and Drug Administration) (o.J.)**
The Orphan Drug Act (as amended), URL: http://www.fda.gov/orphan/oda.htm [10.12.2003]

**FDA (Food and Drug Administration) (o.J.)**
Approval Times; New Drug Applications (NDAs) & Biologic License Applictaions (BLAs) URL: http://www.fda.gov/cder/rdmt/NDAapps93-05.htm [06.06.2006]

**Fonk, P. (1999)**
Schwangerschaft auf Probe? Pränatale Diagnostik und Präimplantationsdiagnostik als ethische Herausforderung (I) 10, in: Ethica Wissenschaft und Verantwortung, S. 29 - 46

**Fonk, P. (2000)**
Christlich handeln im ethischen Konflikt. Brennpunkt heutiger Diskussion, Regensburg

**Fonk, P. (2004)**
Lehrstuhl für Moraltheologie an der Universität Passau, Passau, Gespräch am 31.03.2004, Mitschrift

**Gabriel, S. (2002)**
Die Pharmaindustrie zwischen Patient und Profit, Rede anlässlich: 5. Novartis Forum, 25. Oktober 2002, Berlin, URL: http://www.novartis.de/download/forum_05.pdf [15.03.2004]

**Gemeinsame Texte (1997)**
Wieviel Wissen tut uns gut? Chancen und Risiken der voraussagenden Medizin, Gemeinsames Wort der Deutschen Bischofskonferenz und des Rates der Evangelischen Kirche in Deutschland zur Woche für das Leben 1997, Heft 11, Bonn

**Genzyme Corporation**
Jahresberichte 2002 – 2005

**Genzyme Corporation**
Quartalsberichte 2002 – 1/2006

**Gerster, R. (2002)**
Medizinische Forschung: Fatales Ungleichgewicht, in: hep-Verlag, Bern, URL: http://www.hep-verlag.ch/mat/globalisierung/zusatzseiten/ Globalisierung_2002_05.pdf [08.02.2004]

**Glaeske, G. et al. (2003)**
Stärkung des Wettbewerbs in der Arzneimittelversorgung zur Steigerung von Konsumentennutzen, Effizienz und Qualität; Gutachten im Auftrag des Bundes-ministeriums für Gesundheit und Soziale Sicherung

**Health Care NRW (2001)**
Orphan Drugs - Hilfe bei seltenen Erkrankungen, URL:http://www.healthcare-nrw.org/de/p20011127.htm [18.11.2003]

**HealthInsurance.info (o.J.)**
How much are out-of-pocket costs?, URL: http://www.healthinsurance.info/HIOUT.HTM [04.04.2004]

**Hepp, B. (2004)**
Persönliche Referentin des Landesbischofs der Evangelisch-Lutherischen Kirche in Bayern, Brief vom 16.01.2004

**Hermanson, T. (2003)**
Senior Medical Officer - Ministry of Social Affairs and Health, Finnland, Mail vom 28.11.2003

**Hilpert, K. (2004)**
Professor am Lehrstuhl für Moraltheologie, Universität München, Brief vom 17.02.2004

**IMS (IMS Health)**
World Markets, New products and markets fuel growth in 2005 [08.05.2006]

**International Federation of Pharmaceutical Manufacturing Associations (2003)**
Neglected Diseases And The Pharmaceutical Industry

**Jilma, B. (2004)**
Mitglied des COMP, Österreich, Mail vom 03.05.2004

**Kaplan, W. et al. (2004)**
Priority Medicines for Europe and the World, World Health Organization, Department of Essential Drugs and Medicines Policy

**Kern, M. (2006)**
Health Insurance Company, USA, Mail vom 10.04.2006

**Kettler, H. (2002)**
Using Innovative Action to Meet Global Health Needs through Existing Intellectual Property Regimes, Study Paper 2b, URL: http://www.iprcommission.org/papers/text/study_papers/sp2b_kettler_study.txt [20.02.2004]

**Kroll, E. (2004)**
Geschäftsführer Orphan Europe GmbH, Deutschland, Brief vom 09.04.2004

**Kroll, E. (2006)**
Geschäftsführer Orphan Europe GmbH, Dietzenbach, Gespräch am 24.04.2006, Mitschrift

**Landessynode der Evangelisch-Lutherischen Kirche in Bayern (2003)**
Ja zum Leben - Stellungnahme der Evangelisch-Lutherischen Kirche in Bayern zur Praxis Pränataler Diagnostik und zur Durchführung von Spätabtreibungen, Bad Reichenhall

**Le Cam, Y. (2002)**
Antwort-Mail an Peter Liese, 23.05.2002

**Le Cam, Y. (2003)**
Orphan Therapies: from Clinical Development to Equitable Access, Presentation on the Forth Workshop on Partnering for Rare Disease Therapy Development, Den Haag, 13 - 14. November 2003

**Leishmaniose**
Leishmaniose – Eine Tropenkrankheit in Europa,
URL: http://www.leishmaniose.de/leishmaniose.html [28.02.2004]

**Leisinger, K. (2004)**
Gesundheit und Entwicklung, Eine Einführung,
URL: http://www.novartisfoundation.com/de/projekte/zugang_gesundheit/ basis/ weitere_artikel/gesundheit_entwicklung_einfuehrung.htm [05.03.2005]

**Lexikon der Bioethik (1998a)**
Band 1, Gütersloh

**Lexikon der Bioethik (1998b)**
Band 3, Gütersloh

**Liese, P. (2003)**
Europäische Initiativen zu Orphan Diseases and Orphan Drugs: Erste Ergebnisse

**Lopes, C. (2004)**
Technical Director - Apifarma, Portugal, Mail vom 29.03.2004

**Luppe, T. (2004)**
Policy Advisor Access Campaign - Ärzte ohne Grenzen, Berlin, Telefonat
am 15.03.2004, Mitschrift

**Maeder, T. (2003)**
The Orphan Drug Backlash, in: Scientific American, Nr. 5, S. 71 - 77

**Maeser, S. (2004)**
Genzyme GmbH, Neu-Isenburg, Gespräch am 19.02.2004, Mitschrift

**Martin, J. et al. (2002)**
Fertigarzneimittelkunde, 6., neu überarbeitete Auflage, Stuttgart

**Maywald, C. (2006)**
Ausbilder Pharmazeutisch-technische Assistenten, Regensburg, Gespräch am
05.04.2006, Mitschrift

**Medizin 2000**
Health Orphans - die Waisenkinder des Medizinbetriebs, URL: http://medizin-
2000.de/pressearchiv/laien/texte_alt/21031998_675.html [19.04.2004]

**Morbus Pompe**
URL: http://morbus-pompe.de/ [28.12.2003]

**Morel, M. (2003)**
Neglected Diseases: under-funded research and inadequate health interventions, in:
European Molecular Biology Organization, URL: http://www.who.int/tdr/publications/
publications/pdf/er-si-morel.pdf [28.02.2004]

**Moses, M. (2003)**
Information Specialist - Office of Orphan Products Development, USA, Mail vom
09.12.2003

**Moses, M. (2004a)**
Information Specialist - Office of Orphan Products Development, USA, Mail vom
07.04.2004

**Moses, M. (2004b)**
Information Specialist - Office of Orphan Products Development, USA, Mail vom
29.04.2004

**Mousty, R. (2003)**
Ministere De La Sante, Luxemburg, Brief vom 03.12.2004

**MPA (2003)**
The Medical Product Agency's provisions and guidelines on clinical trials of medicinal
products for human use, Schweden,
URL: http://www.mpa.se/eng/lvfse/LVFSe_2003-6.shtml [15.02.2004]

**Müller, L. (2004a)**
Siemens-Betriebskrankenkasse, München, Brief vom 26.03.2004

**Müller, L. (2004b)**
Siemens-Betriebskrankenkasse, München, Brief vom 11.05.2004

**Narayan, D. et al. (2000)**
Voices of the Poor, Can anyone hear us? Oxford University Press, New York

**Novartis AG**
Jahresberichte 2002 – 2005

**Novartis AG**
Quartalsberichte 1/2002 – 1/2006

**Nuhn, P. (2002)**
Von der Volksmedizin zum gezielten Drug design, in: Pharmazeutische Zeitung, Jahrgang 2002,
URL: http://www.pharmazeutische-zeitung.de/pza/2002-01/titel.htm [17.12.2003]

**Orphan Europe (2003)**
Carbaglu - Hyperammonämie aufgrund eines NAGS-Mangels, Dietzenbach

**Pfizer Cooperation (o.J.)**
About Pfizer - Mission Statement, URL: http://www.pfizer.com/are/mn_about_mission.html [03.04.2003]

**Reiter, J. (1999)**
In der Rationierungsfalle. Medizinische Versorgung und ihre Finanzierung nach der Jahrtausendwende, in: Herder-Korrespondenz, 53, S. 553 - 557

**Röder, M. (2006)**
Medical Manager Orphan Europe GmbH, Dietzenbach, Gespräch am 03.03.2006, Mitschrift

**Saint Raymond, A. (2003)**
The new Protocol Assistance procedure: Opportunity or Hurdle for Clinical Development, Presentation on the Forth Workshop on Partnering for Rare Disease Therapy Development, Den Haag, 13. - 14. November 2003

**Schaaber, J. (2003)**
Vernachlässigte Krankheiten, Medikamente für die Armen fehlen, in: Pharma- Brief 2-3/2003, S. 3 - 4

**Schleicher, U. (2004)**
Mitglied des Europäischen Parlaments, Deutschland, Mail vom 18.05.2004

**Schuler, F. et al. (1984)**
Genetik, Donauwörth

**Scott, D. et al. (2001)**
Orphan Drug Program/Policies in Australia, Japan, and Canada, in: Drug Information Journal, S.1 - 16

**Shire PLC (2005)**
Annual Report 2005

**Shire PLC (2006)**
Quartalsbericht 1/2006

**Smit, C. et al. (1998)**
Biomedical Research And Orphan Medicinal Products, Baarn

**Smith, D. et al. (2003)**
Tödliches Ungleichgewicht, Die Krise in Forschung und Entwicklung von Arzneimitteln gegen vernachlässigte Krankheiten, Brüssel

**Smith, S. (2004)**
Department of Health – Great Britain, Mail vom 07.01.2004

**Statistisches Bundesamt (2005)**
Entwicklung der Gesundheitsausgaben in Euro je Einwohner

**StratCare (1999)**
Orphan Drugs – An International Survey for the European Parliament. Final Study

**Strehl, E. (1995)**
Fertigarzneimittel, Ein Lehrbuch für pharmazeutisch-technische Assistenten, Frankfurt/Eschborn

**Takado, K. (2003)**
Manager Orphan Products Division, Japan, Mail vom 25.11.2003

**Takado, K. (2006)**
Manager Orphan Products Division, Japan, Mail vom 28.04.2006

**The European Agency for the Evaluation of Medicinal Products (1999)**
EMEA - Budget For 2000, Adopted by the Management Board on 20. December 1999

**The European Agency for the Evaluation of Medicinal Products (2000a)**
Inaugural Meeting of the Committee for Orphan Medicinal Products, Press Release Nr. 1, in: EMEA - Press Release

**The European Agency for the Evaluation of Medicinal Products (2000b)**
3rd Meeting of the Committee for for Orphan Medicinal Products, Press Release Nr. 3, in: EMEA - Press Release

**The European Agency for the Evaluation of Medicinal Products (2000c)**
EMEA - Budget For 2001, Adopted by the Management Board on 20. December 2000

**The European Agency for the Evaluation of Medicinal Products (2001a)**
Sechster Jahresbericht - 2000

**The European Agency for the Evaluation of Medicinal Products (2001b)**
EMEA - Budget For 2002, Adopted by the Management Board on 18. December 2001

**The European Agency for the Evaluation of Medicinal Products (2002a)**
Siebter Jahresbericht - 2001

**The European Agency for the Evaluation of Medicinal Products (2002b)**
EMEA - Budget For 2003 Adopted by the Management Board on 19. December 2002

**The European Agency for the Evaluation of Medicinal Products (2003a)**
Achter Jahresbericht – 2002

**The European Agency for the Evaluation of Medicinal Products (2003b)**
Report on the first 3-year mandate of the Committee for Orphan Medicinal Pro-ducts (COMP), April 2000 - April 2003

**The European Agency for the Evaluation of Medicinal Products (2003c)**
Explantory Note On Fees Payable To The EMEA

**The European Agency for the Evaluation of Medicinal Products (2003d)**
EMEA - Budget For 2004, Adopted by the Management Board on 18. December 2003

**The European Agency for the Evaluation of Medicinal Products (2004a)**
Neunter Jahresbericht - 2003

**The European Agency for the Evaluation of Medicinal Products (2004b)**
44th Meeting of the Committee for Orphan Medicinal Products, Press Release Nr. 44, in:
EMEA - Press Release

**The European Agency for the Evaluation of Medicinal Products (2004c)**
Mitglieder des COMP,
URL: http://www.emea.eu.int/htms/general/contacts/COMP.html [31.05.2004]

**The European Agency for the Evaluation of Medicinal Products (2004d)**
EMEA - Budget For 2005 Adopted by the Management Board on 19. December 2004

**The European Agency for the Evaluation of Medicinal Products (2005a)**
Zehnter Jahresbericht - 2004

**The European Agency for the Evaluation of Medicinal Products (2005b)**
EMEA - Budget For 2006 Adopted by the Management Board on 19. December 2005

**The European Agency for the Evaluation of Medicinal Products (2006a)**
Elfter Jahresbericht – 2005

**The European Agency for the Evaluation of Medicinal Products (2006b)**
68th Meeting of the Committee for Orphan Medicinal Products, Press Release

**The Organisation für Pharmaceutical Safety and Research (2002)**
Promotion of the Development of Orphan Drugs,
URL: http://www.kiko.go.jp/english/e_top.html [15.12.2003]

**TKT (Transkaryotic Therapies, Inc., biopharmaceutical company)**
Jahresberichte 2002 und 2003,
URL: http://www.corporate-ir.net/ireye/ir_site.zhtml?ticker=TKTX&script=700 [02.04.2004]

**TKT (Transkaryotic Therapies, Inc., biopharmaceutical company)**
Quartalsberichte 1/2002 – 4/2003,
URL: http://www.corporate-ir.net/ireye/ir_site.zhtml?ticker=TKTX&script=400 [02.04.2004]

**Torrent-Farnell, J. (2003)**
The EU Orphan Drug Regulation: How successful has it been in stimulating R&D in rare
diseases?, Presentation on the Forth Workshop on Partnering for Rare Disease Therapy
Development, Den Haag, 13 - 14. November 2003, Mitschrift des Vortrags

**Trouiller, P. et al. (2002)**
Neglected Diseases and Pharmaceuticals: Between Deficient Market and Public Health
Failure, in: The Lancet, S. 2188 - 2194

**Tschernuth, E. (1999)**
Pränatale Diagnostik - nur eine Frauensache?, Diplomarbeit, Passau

**United Nations Populations Fund (2002)**
Annual Report 2002,
URL: http://www.unfpa.org/about/report/2002/2chapter.htm [09.03.2005]

**Verband Forschender Arzneimittelhersteller e.V. (2001)**
2001 Review, Reform des europäischen Arzneimittelrechts, Berlin

**Verband Forschender Arzneimittelhersteller e.V. (2002)**
Orphan Drugs, Fortschritt Für Patienten Mit Seltenen Krankheiten, Berlin

**Verband Forschender Arzneimittelhersteller e.V. (2003)**
Standortfaktoren: Innovationen brauchen einen soliden Rahmen,
URL: http://www.vfa.de/De/forschung/amf/amf_standortfaktoren.html [15.03.2004]

**Walluf-Blume, D. (2002)**
Orphan Drugs – FuE im Dienste der Patienten, in: Deutsche Apotheker Zeitung,
S. 1021 - 1023

**Weely, S. (2004)**
Dutch National Steering Committee for Orphan Drugs, Niederlande, Mail vom 26.03.2004

**Wendel, U. (o.J.)**
Harnstoffzyklusdefekte - Früherkennung und Notfalltherapie, Ausgabe 3, Düsseldorf

**Westermark, K. (2004)**
Head of Clinical Trials Division, Medical Products Agency, Schweden,
Mail vom 01.04.2004

**Willital, G. (2003)**
Professor am Universitätskrankenhaus Münster, Münster, Gespräch am 23.09.2003,
Mitschrift

**Wiesmann, C. (2004)**
Genzyme GmbH, Neu-Isenburg, Telefonat am 07.04.2004, Mitschrift

**WHO (World Health Organisation) (o.J.)**
Infectious diseases are among the biggest disablers, URL: http://www.who.int/
infectious-disease-report/pages/ch3text.html#Anchor7 [28.02.2004]